Beat René Roggen

Ganzheitliche Diagnostik und Regenerative Medizin – Auswege aus der gesundheitspolitischen Kostenfalle

Herausgeber:
Arbeitsgemeinschaft Innovationscontainer
CH-5415 Nussbaumen

Erstausgabe 2019

Copyright © by ARGE Innovationscontainer und Beat René Roggen, CH-5415 Nussbaumen

Verlag: Eigenverlag des Vereins zur Förderung wirtschafts-, umwelt- und sozialverträglicher Innovationen in der DACH-Region

Printed in Germany

Herstellung und Verlag: BoD- Books on Demand, D-Norderstedt

ISBN 978-3-7347-5753-2

Alle Rechte – einschliesslich jenes der Übersetzung in fremde Sprachen – bleiben vorbehalten. Kein Teil des Buches darf ohne schriftliche Genehmigung des Verlags reproduziert oder in ein anderes Medium umgesetzt werden.

Disclaimer

Die in diesem Werk enthaltenen Informationen und Hinweise dienen primär den Zielen der allgemeinen Orientierung und der Weiterbildung im Bereich neuer Wege und Optionen zur Reform des Gesundheitswesens im Sinne höherer Effizienz und niedrigerer Kosten. Sie sind nicht für individuelle diagnostische oder therapeutische Zwecke bestimmt. Und sie ersetzen auch nicht die Konsultation einer Fachperson für medizinische und/oder pharmazeutische Fragen, deren Beantwortung diesen vorbehalten ist. Scheuen Sie sich anderseits aber nicht, die von Ihnen konsultierten Fachleute mit dem Inhalt dieses Buches zu konfrontieren, wenn Sie dies für tunlich erachten.

Anmerkungen des Verfassers

Das vorliegende Buch ist nicht nach fachlichen, sondern nach journalistischen Kriterien abgefasst – als eine Mischung von Berichterstattung, kritischer Betrachtungsweise und Beschreibung neuer Erkenntnisse und Wege im Bereich eines komplementären Angebots an medizinischen Dienstleistungen, welches unter dem Titel „Regenerative Medizin" im Unterschied zur kurativen Medizin auf eine ganzheitliche Diagnostik und auf die Förderung der Selbstheilungskräfte des Menschen ausgerichtet ist, getreu dem seit Hippokrates geltenden Grundsatz „Medicus curat, Natura sanat" – der Arzt behandelt, die Natur heilt.

Im Mittelpunkt steht eine Palette von ganzheitlichen diagnostischen und sanften komplementärmedizinischen Systemen und Methoden, die im oben genannten Sinne sowohl präventiv wie auch therapieunterstützend eingesetzt werden können mit dem Ziel, dem Gesundheitswesen einerseits zu höherer Gesamt-Effizienz, anderseits zu einer signifikanten Kostendegression zu verhelfen. Die vorliegenden Zeilen sollen dazu keine wissenschaftliche Abhandlung liefern – das möge die Wissenschaft früher oder später nachholen – sondern vielmehr Informationen darüber vermitteln, welche neuen Wege dort beschritten werden können, wo die Ökonomie an Grenzen stösst und die adäquaten Lösungen in einer Verbesserung der Relationen von Aufwand und Resultat zu suchen sind.

Zur inhaltlichen Form und Gliederung ist anzumerken, dass jedes einzelne Kapitel die jeweils behandelte Thematik möglichst vollständig abzuhandeln sucht. Dadurch werden mehrfache Wiederholungen ein und desselben Sachverhalts unvermeidlich – wofür ich hier ausdrücklich um Nachsicht bitte. Unter anderem betrifft dies den häufig wiederholten Hinweis darauf, dass rund 80 % aller Krankheiten und über 95 % aller chronischen Leiden direkt oder indirekt mit Stress assoziiert sind – immerhin ein Aspekt, den man angesichts der aktuellen Prädominanz der Thematik gar nicht genügend betonen kann.

Eine weitere Vorbemerkung betrifft das sogenannte Gender-Mainstreaming, das sich heute, getragen von der Forderung nach ultimativer „political correctness", in immer mehr Texte einschleicht mit dem Ergebnis, dass in einer Zeit der sich pandemisch ausbreitenden SMS-Kultur und der damit einhergehenden kollektiven Leseschwäche die Lesbarkeit der Texte immer weiter erodiert. In diesem Sinne wird hier auf eine „Verweiblichung" und (neu) „Versächlichung" personen- und funktionsbezogener Sachverhalte bewusst zugunsten der männlichen Grundform verzichtet und lediglich dort differenziert, wo sich Gegebenheiten entweder auf das eine oder das andere Geschlecht beziehen.

Inhalt

- Anstelle eines Vorworts:
  Ein alltäglicher Fall aus der Klinik: medizinisch korrekt, ökonomisch kläglich
  Seite 10

- Wer die Menschen heilen will, muss ihre Regulation verstehen
  Wo die biochemische Medizin an Grenzen stösst
  Seite 19

- Sechs gesundheitliche Bedrohungsbilder
  Wer sich vor Krankheit schützen will, sollte die Gefahrenherde kennen.
  Seite 29

- Die künftige Gesundheitsversorgung bedarf einer neuen Ausrichtung der präventiven und der kurativen Medizin
  Die regenerative Medizin als Medizin der Zukunft
  Seite 45

- Schlüsselorgan Stammhirn
  Gesundheit ist eine Frage des neurovegetativen Gleichgewichts.
  Seite 57

- Im Fokus: die neurovegetative Regulation
  Neurovegetative Regulationsdiagnostik und respiratorische Modulation öffnen die Tür zu einer höheren präventiven und therapeutischen Effizienz.
  Seite 66

- Stress – Krankheit oder Indikator?
  Die meisten gesundheitlichen Störungen stehen in direktem oder indirektem Zusammenhang mit Stress – insbesondere die chronischen.
  Seite 76

- Unterschätzte Sauerstoff-Defizite
  Gesundheitliche Probleme gehen häufig mit einer ungenügenden Versorgung der Körperzellen mit Sauerstoff einher
  Seite 88

- Vom Hahnenwasser zum Jungbrunnen
  Wasser – ein unterschätztes Lebenselixier
  Seite 103

- Gesamtdiagnostik nach der Oberon-Methode
  Die von russischen Wissenschaftlern entwickelte Oberon-Bioresonanz registriert und bewertet das „Echo" des Zellstaats Mensch.
  Seite 113

- Wirbelsäule und Spinalkanal – Rückgrat des Lebens
  Die Wirbelsäulen-Traktion bringt Rückenbeschwerden zum Verschwinden und vermeidet riskante Operationen
  Seite 123

- Intakter Stoffwechsel – gesunder Mensch
  Ob der menschliche Organismus genügend Nähr- und Schutzstoffe erhält, ist nicht bloss eine Frage der Ernährung, sondern auch des Stoffwechsels und der Enzyme.
  Seite 136

- Gesund durch hormonelles Gleichgewicht
  Der menschliche Organismus wird nicht nur vom zentralen und dem vegetativen Nervensystem, sondern auch von hormonellen Regelkreisen gesteuert. Schlecht, wenn diese aus der Balance geraten.
  Seite 146

- Nicht bloss ein natürliches Schlafmittel, sondern ein „Hormon der Hormone"
  Was ist und was bewirkt Melatonin?
  Seite 160

- Besteht Handlungsbedarf?
  Wie sich die moderne regenerative Medizin für das Ziel eines langen und beschwerdefreien Lebens nutzen lässt
  Seite 172

- Epilog: Die Gesundheitspolitik auf dem Holzweg
  Warum Gesundheitsreformen häufig die Probleme schaffen, als deren Lösung sie sich preisen.
  Seite 184

- **Zum Autor**
  Seite 194

- **Informationsquellen**
  Seite 199

Anstelle eines Vorworts:

Ein alltäglicher Fall aus der Klinik: medizinisch korrekt, ökonomisch kläglich

Ein konkreter Fall aus dem klinischen Alltag zeigt wohl besser als jede theoretische Abhandlung, dass es auch in einem nach heutigen Kriterien gut geführten, modernen und auf das Wohl seiner Patienten bedachten Spitalbetrieb nachhaltige Verbesserungspotenziale gibt, die in wesentlichem Masse zu einer Effizienzsteigerung und zugleich zu einer allgemeinen Kostensenkung beitragen können. Diese Potenziale liegen allerdings weniger im Bereich der Betriebswirtschaft und der ökonomischen Optimierungen – wie heute allgemein angenommen wird – als vielmehr in den Domänen der ganzheitlichen Diagnostik, der regenerativen Medizin, der Förderung der Selbstheilungskräfte und des kontinuierlichen ganzheitlichen Monitorings; letzteres im Sinne einer stringenten Erfolgs- und Qualitätskontrolle im Dienste der Patienten.

Tatsächlich ist der folgende Fall – absolut unspektakulär und gelebte Usanz – dem klinischen Alltag eines grösseren Schweizer Regionalspitals entnommen. Er trägt unfreiwillig exemplarische Züge.

Die Fakten: Da wird in die Notfallstation eines Krankenhauses ein Mensch eingeliefert, in dessen Körper sich eine grosse Menge Wasser angesammelt hat und bei dem das Platzen eines Ödems eine sofortige medizinische Versorgung unausweichlich erscheinen lässt. **Im Spital stellt man eine Herz- und eine Niereninsuffizienz fest,** ordnet eine Diurese (d.h. die Verabfolgung harntreibender Mittel) an und unterzieht nach und nach verschiedene Organe einer Ultraschalluntersuchung – unter anderem auch die stark aufgedunsenen Beine, um sicherzustellen, dass keine Thrombose droht.

Untersuchungs-Routine bleibt ohne Hinweise auf Ursachen

Danach fokussiert man sich zunächst auf die Herzinsuffizienz und veranlasst folgerichtig eine Ultraschalluntersuchung des Herzmuskels, wobei sich die Insuffizienz bestätigt, hinter der als Ursache eine Verengung der Herzkranzgefässe vermutet wird. Konsequenterweise wird eine **aufwändige Untersuchung durch eine Katheterisierung angeordnet**. Mit dieser muss jedoch einige Tage zugewartet werden, da man nicht riskieren möchte, die Nieren mit einer kumulativen Belastung durch diuretische Wirkstoffe und Kontrastmittel zusätzlich zu belasten oder gar zu schädigen. Die Katheter-Untersuchung **zeigt jedoch keine abnormen Entwicklungen** und auch ein zuvor durchgeführtes 24 Stunden-EKG bestätigt die ebenfalls in den Raum gestellte Hypothese einer erhöhten Anfälligkeit auf Rhythmusstörungen oder Flimmern nicht.

Nach 14 Tagen folgt die Entlassung des Patienten und dessen Überweisung an den Hausarzt mit dem Vermerk, **dass man den Ursachen nicht auf die Spur gekommen sei**, dass jedoch das Herz aufgrund unbekannter Ursachen geschwächt sei, nicht die altersspezifisch volle Leistung bringe und man den Betroffenen nach zwei oder drei Monaten zu einer Nachuntersuchung und allenfalls auch zur Klärung der Frage aufbieten werde, **ob aus Sicherheitsgründen ein Herzschrittmacher mit Defibrillator-Zusatzfunktion zu implantieren sei.** (Diese Idee wird jedoch später vom Hausarzt, der in dieser Sache um seine Zweitmeinung gebeten wird, als eine der Ratlosigkeit entsprungene Idee gewertet und verworfen).

Aus dem Blickwinkel der Qualität der (schul-)medizinischen Leistung gibt es an der Behandlung nichts zu beanstanden: Das Pflegepersonal versieht seinen Dienst pünktlich, sorgfältig und bemüht sich um eine gute Atmosphäre, das Essen ist gut, abwechslungsreich und schmackhaft, die Raumatmosphäre zufriedenstellend, die Ärztinnen und Ärzte sind diskussionsbereit und gehen auf die Fragen und Argumente des Patienten ein, die im diagnostischen Bereich engagierten Spezialisten versehen ihre Aufgaben ohne Hektik, gezielt und untadelig und informieren offen über ihre Befunde – **alles lege artis, aber dennoch unbefriedigend im Endresultat**: Denn trotz überdurchschnittlich langem Aufenthalt und beträchtlichem diagnostischem Einsatz ist man – wie die behandelnden Ärzte etwas kleinlaut zugeben müssen – der Sache nicht näher gekommen. Und sucht deshalb nach einer Lösung, die irgendwie zur Risikobegrenzung beitragen könnte, um nach hohen Kosten nicht mit leeren Händen dazustehen.

Die Bioresonanz kommt den Ursachen auf die Spur...

Die **Ursache wird wenige Tage nach der Entlassung aus dem Spital im Rahmen einer Routineuntersuchung mit einem ultramodernen, auf der Bioresonanz-Methode basierenden**

diagnostischen System entdeckt, welches innerhalb einer Viertelstunde über 1′000 evozierte Parameter abfragt und im Rahmen einer umfassenden Prädiagnose reproduziert, ebenso mittels einer neurovegetativen Regulationsdiagnose, mit welcher die Regulation der beiden polaren Subsysteme des vegetativen Nervensystems, Sympathicus und Parasympathicus analysiert und bewertet wird. Bei der ersteren der Methoden handelt es sich um ein ursprünglich von russischen Wissenschaftlern entwickeltes Verfahren, welches auf Erkenntnissen aus der Quantenphysik basiert und sowohl in der russischen Raumfahrt wie auch in einzelnen russischen Kliniken routinemässig und mit Erfolg zur Anwendung gebracht wird.

Das dabei zum Einsatz gelangende System setzt den zu untersuchenden Organismus einem elektromagnetischen Feld aus, auf das jedes Gewebsareal mit einem differenzierten Schwingungsmuster reagiert. Dieses wiederum gibt – im Abgleich mit unzähligen als Parameter dienenden Schwingungsmustern – Auskunft über den jeweiligen Gesundheitszustand der untersuchten Gewebe. Obwohl die seinerzeit vom Institut für angewandte Psychophysik in Moskau entwickelte „Oberon"-Methode dank der im Laufe der Jahre aufgebauten immensen Datenbank von Vergleichsmustern über eine stupende analytische Präzision verfügt, ist sie im Westen noch kaum bekannt.

Umgekehrt handelt es sich bei der neurovegetativen Regulationsdiagnostik um ein Verfahren, mit welchem auf den eigentlichen „Zentralcomputer" oder das „Boot-System" des Menschen – nämlich das vegetative Nervensystem – zugegriffen werden kann; eine Option, die nach bisheriger Auffassung als nicht gegeben betrachtet wurde, da man den neurovegetativen Bereich weder für diagnostizier- noch für beeinflussbar hielt. **Das System analysiert die**

Regulationsleistung zwischen den beiden polar angeordneten neurovegetativen Subsystemen Sympathicus und Parasympathicus. Eine Über- oder Dauerfunktion des Sympathicus ist gleichzusetzen mit Stress. Bei der neurovegetativen Regulationsdiagnostik handelt es sich somit um die erste Methode, mit welcher sich Stress nach wissenschaftlichen Kriterien diagnostizieren und bildlich nachweisen lässt – was umso bedeutsamer erscheint, als Stress verschiedenen Untersuchungen zufolge mit rund 80% aller gesundheitlichen Störungen und mit über 95% aller Chronifizierungen assoziiert ist.

... und das Stochern im Nebel findet ein Ende

Die beiden Befunde und die anschliessende differenzierte Befragung des Patienten ergeben, dass offenbar eine ausserordentlich starke psychische Belastung des Betroffenen – möglicherweise in Verbindung mit einer seit langem vermuteten Schlafapnoe sowie mit einer bis auf die Jugendzeit zurückgehenden Prädisposition zum Sekundenschlaf – zu einer **Beeinträchtigung der neurovegetativen Regulation und einem nahezu totalen Ausfall und/oder einer Blockade der hormonellen Steuerung geführt hat**. Mit anderen Worten: Die Ursache für die sich gegenseitig hochschaukelnden Insuffizienzen von Herz und Niere liegen nicht im somatisch-organischen Bereich, sondern auf biokybernetischem Gebiet, d.h. in der defizienten Steuerung der Körperfunktionen durch das neurovegetative und das hormonelle Regulationssystem.

(Nun hätte natürlich die diagnostische Befragung des Patienten auch im Spital stattfinden können, und auch da wären die entsprechenden Schlüsselinformationen erhältlich gewesen, doch hätten diese wohl nicht viel weiter geholfen, da erst die Oberon-Diagnose die Grundlagen dafür lieferte, wonach eigentlich zu suchen war und wie die entsprechenden Informationen letztlich in konkrete Handlungsoptionen umgesetzt werden können.)

Die Lösung des gesundheitlichen Problems besteht schliesslich im energetischen psychisch-somatischen Wiederaufbau. Denn mit dem Oberon-System können Schwingungsmuster nicht nur analysiert, sondern auch zu Restitutions- und Energetisierungszwecken genutzt werden. Und da nebst dem gesundheitlichen Zustand der einzelnen Gewebsareale auch die Versorgungslage mit Vitaminen, Mineralien und anderen lebenswichtigen orthomolekularen Mikronährstoffen abgefragt werden kann, **bildet die Analyse zugleich die Vorlage für eine Supplementierung im Nahrungsergänzungsmittelbereich** – wobei die vorgängige Behandlung mit adäquaten Schwingungsmustern zugleich dafür sorgt, dass die zugeführten Substanzen vom Organismus auch richtig aufgenommen werden können.

Aus diesem Fallbeispiel wird ein Sachverhalt ersichtlich, der bei diffuser Symptomatik und unklarer Ätiologie wohl eher die Regel darstellt als die Ausnahme – nämlich: **Dass die Ursachen nicht im körperlichen Bereich zu suchen sind, sondern vielmehr bei der Biokybernetik, d.h. den Steuerungsfunktionen der Patienten.** Umgekehrt wüsste man bereits heute aus der Praxis, dass ein unter Stress stehender Patient weitaus schwerer zu therapieren ist als einer, der nicht unter psychischem Druck und unter der Wirkung multipler Blockaden steht. Hier liegt – zusammen mit der Leistungsfähigkeit des Stoffwechsels – denn auch einer der Hauptgründe dafür, dass der eine Patient auf ein und dieselbe Medikation anspricht und der andere nicht oder nur sehr beschränkt.

Handeln statt abwarten lautet die Devise

Vor allem aber zeigt der Fall, welcher Aufwand häufig betrieben wird, um gesundheitliche Probleme unbewusst und unabsichtlich zu tempieren und zu verzögern statt sie zu lösen. Das ist bei unklarer Diagnose denn auch eher die Regel als die Ausnahme: Man tut irgendetwas auf therapeutischem Gebiet und wartet ab, bis sich das gesundheitliche Problem von selbst löst (die Fachwelt spricht dann in der Regel von „spontaner Remission") oder verschlimmert. Ist letzteres der Fall, so besteht immerhin die Aussicht auf eine klarere Diagnose, die zwar nicht die Ursachen aufdeckt, wohl aber Anlass für eine symptomatische Behandlung bietet.

Hätte man nun dem besagten Patienten einen Herzschrittmacher mit Defibrillator implantiert mit dem Ziel der Risikobegrenzung – ob einer realen oder fiktiven, bleibe dahingestellt – so wäre lediglich seine Lebensqualität eingeschränkt worden, während das Problem trotz der kostspieligen Diagnosen und der teuren Investitionen weiter fortbestanden hätte. Und so **hätte dann bei einem erneuten Zusammentreffen von Apnoe und Stress ein hässliches Rezidiv entstehen können**, durch welches in der Folge sowohl das Herz wie auch die Nieren beträchtlichen Schaden hätten nehmen können.

Dem steht nun eine Primärdiagnostik gegenüber, mit deren Hilfe Patienten innerhalb kürzester Zeit gescannt und ihre gesundheitlichen Probleme qualitativ wie quantitativ erfasst und beschrieben werden können. Was bedeutet, dass der bislang von der Schulmedizin verfolgte Pfad eines Seiteneinstiegs in den diagnostischen Prozess über ein oder mehrere Symptome – und somit ohne Basis-Untersuchung mit ganzheitlichem Ansatz – mittlerweile weder ökonomisch noch medizinisch noch mit Blick auf die Patienten zu verantworten ist. Dies umso weniger, als die erwähnte **differenzierte und hocheffiziente Primärdiagnostik als kostengünstiges Mittel eingesetzt werden kann, um sich eine Übersicht über den gesundheitlichen Allgemeinzustand des Patienten zu verschaffen.**

Die kybernetische Medizin als Pfad der Tugend

Konkret geht es dabei um die Informations- oder kybernetische Medizin, die angesichts der gewaltigen Fortschritte, die diese Disziplin in den letzten 10 Jahren erzielt hat, ein zwar schulmedizinisch nach wie vor nicht anerkanntes Mittel, aber angesichts der damit zu erzielenden Resultate ein „Must" für die moderne Medizin darstellt. **Insbesondere erhielte diese dadurch die Chance, systematischer an die Krankheiten und ihre Ursachen heranzukommen, als es die die tradierten Methoden und Vorgehensweisen ermöglichen.**

Dies umso mehr, als ja die anderen modernen und bewährten Verfahren und Systeme dadurch ín keiner Weise in Frage gestellt werden – im Gegenteil. So verfügen insbesondere die modernen bildgebenden Verfahren – unter ihnen insbesondere die Magnetresonanz-Systeme – noch über ein grosses Entwicklungspotenzial, welches durch die Nutzung der Methoden und Verfahren aus dem informationsmedizinischen Bereich wesentlich befruchtet werden könnte.

Es sei deshalb hier die Behauptung gewagt, dass die Schulmedizin, die schon seit längerem an die Grenzen ihrer Wirksamkeit stösst, weitaus effizienter und **die Gesundheitskosten in ein weitaus besseres Verhältnis zum Nutzen gelangen könnten, wenn die kybernetische Medizin**

zumindest im Bereich der Diagnose zur gleichberechtigten Partnerin der konventionellen Medizin gemacht würde. Dies ist denn auch das erklärte Ziel der Arbeitsgemeinschaft Innovationscontainer, die auf der Basis multipler neuer Systeme und Methoden aus ihrem Kreis wie auch verschiedener innovativer Ansätze aus ihrem erweiterten Netzwerk dem heutigen Gesundheitswesen ein paar entscheidende Impulse in Richtung höherer Effizienz, besserer Fokussierung auf die Bedürfnisse der Patienten, besseren Verhältnisses von Aufwand und Nutzen sowie niedrigerer Kosten vermitteln möchte. Der Kern dazu liegt in der Qualität und Sicherheit der diagnostischen und in der Folge auch der regenerativen Leistungen.

Wer die Menschen heilen will, muss ihre Regulation verstehen

Wo die biochemische Medizin an Grenzen stösst

Krankheiten sind nicht Ereignisse, sondern Prozesse. Sie beginnen mit einer Störung somatischer und/oder psychischer Funktionsabläufe, die von der körpereigenen Abwehr oder Regulation nicht angemessen korrigiert werden können oder deren Ursachen per se auf eine Fehlsteuerung dieser regulierenden Funktionen zurückgehen. Wer den kranken Menschen heilen will, muss ihm helfen, seine Regelkreise wieder in die richtige Balance zu bringen. Dies kann beispielsweise durch die Beseitigung äusserer negativer Einflüsse, durch die Kompensation orthomolekularer Versorgungsdefizite, durch die Optimierung der Stoffwechselprozesse und durch die Korrektur von biokybernetischen Fehlsteuerungen, vor allem aber durch die allgemeine Stärkung der bioenergetischen Kräfte geschehen. Durch Massnahmen also, die die Patienten nicht zusätzlich schwächen, sondern auf eine nachhaltige Verstärkung ihrer Selbstheilungskräfte fokussiert sind.

Die folgenden Zeilen richten sich nicht etwa undifferenziert gegen die biochemische Medizin bzw. die sogenannte Schulmedizin. Denn diese hat in den letzten Jahrzehnten Gewaltiges geleistet, was zu einem neuen und vertieften Verständnis der Funktionsweise des menschlichen Organismus – genauer: des gesamten „Zellstaats Mensch" – entscheidend beigetragen hat. Dies verdient grösste Anerkennung. Auch die Chirurgie, welche heute Leistungen vollbringt, die noch vor wenigen Dezennien als utopisch galten, verdient uneingeschränkten Respekt. Denn **die detaillierten Kenntnisse von den biochemischen, den bioelektrischen und den physikalischen Vorgängen im menschlichen Körper bieten der Medizin eine unschätzbare Orientierungs- und Interpretationshilfe.**

Krankheit als Folge inadäquater bioelektrischer Steuerung

Anderseits aber unterliegen Gesundheitspolitik und öffentliche Meinung, bei welchen die Schul- und die Spitzenmedizin unverändert hoch im Kurs stehen, **einem fundamentalen Irrtum, wenn sie glauben, dass man mit dem besseren Verständnis der Funktionsweise des menschlichen Körpers und seiner Organe zugleich den Schlüssel zur Korrektur für alle Vorgänge in der Hand habe, die nicht so ablaufen, wie sie sollten.** Denn das Verständnis eines Mechanismus heisst noch lange nicht, dass man auch damit umgehen und ihn gezielt beeinflussen kann. Genauso verhält es sich mit dem menschlichen Organismus.

Denn Fehler im System sind in der Regel nicht darauf zurückzuführen, dass vor Ort irgend etwas nicht richtig funktioniert, sondern sie hängen haupt- oder nebenursächlich zumeist damit zusammen, dass die Regelkreise, über die die entsprechende Funktion gesteuert wird, nicht mehr die adäquaten Signale geben. Fazit: Wer den kranken Menschen heilen bzw. seinem Organismus helfen will, sich selbst zu heilen, der muss dessen Steuerung und dessen Regulation – oder, salopp gesagt, seine "Software" – kennen. **Denn Krankheiten gehen zum allergrössten Teil direkt oder indirekt auf biokybernetische Fehlsteuerungen zurück.**

Wenn also beispielsweise ein Herzmuskel nicht mehr richtig tickt und Rhythmusstörungen zeigt, so ist das meist darauf zurückzuführen, dass er vom vegetativen Nervensystem nicht richtig angesteuert wird. Wohl kann man dann mit der Zufuhr von Kalium versuchen, das Organ wieder in den richtigen Takt zu bringen – und meist hilft das auch für kürzere oder längere Zeit – aber die eigentliche Ursache wird damit nicht eliminiert. Es sei denn, dass es sich wirklich um einen signifikanten Kaliummangel handelt, der dann aber vor allem ursächlich – d.h. von der Ernährungsphysiologie oder dem Stoffwechsel her – angegangen werden müsste.

Oder betrachten wir eine der häufigsten gesundheitlichen Störungen überhaupt – nämlich die Entzündung der oberen Atemwege durch Viren. Da kann von der medizinisch-pharmazeutischen Seite her natürlich einiges getan werden, um dem Patienten Erleichterung zu verschaffen und den Heilungsprozess zu beschleunigen. Wenn sich aber solch virale Attacken häufig wiederholen, so **liegt das Problem primär beim Immunsystem, welches wiederum vom vegetativen Nervensystem gesteuert wird – oder es liegt bei einer ungenügenden Regenerationsleistung des Körpers**, die auf eine physische Überanstrengung, eine psychische Überforderung oder auf zu stark reduzierte Schlafphasen bzw. eine schlechte Schlafqualität zurückzuführen sein kann.

Hätte man bloss auf Rudolf Virchow gehört...

Rudolf Ludwig Karl Virchow (1821-1902), Arzt an der legendären Berliner Charíté und eine der Schlüsselfiguren der modernen Medizin, der sich neben seiner ärztlichen Tätigkeit auch als Politiker und Archäologe engagierte und als Vater der modernen Pathologie gilt, hat dazu die bemerkenswerten Sätze geprägt: „**Die Krankheit beginnt in dem Augenblick, in dem die regulatorische Einrichtung des Körpers nicht ausreicht, die Störungen zu beseitigen.** Nicht das Leben unter abnormen Bedingungen, nicht die Störung als solche erzeugt Krankheit, sondern die Krankheit beginnt mit der Insuffizienz des regulatorischen Apparats." Was konkret bedeutet, dass Krankheit ihren Ursprung in der Regel nicht an jenem Ort hat, wo sie wahrgenommen und festgestellt wird, sondern im Kopf – und zwar nicht im Grosshirn, sondern im Stammhirn, wo das das vegetative Nervensystem seinen Sitz hat.

Ich wage hier die Behauptung, dass die moderne Medizin – die trotz der Jahr für Jahr wachsenden Gesundheitsausgaben und stetig steigenden Krankenkassenprämien eine Erfolgsbilanz vorzuweisen hat, die deutlich hinter dem rasanten Ausgabenwachstum zurückbleibt – zugunsten der Patienten ganz andere Effizienznachweise feiern könnte, wenn sie nach den Erkenntnissen gehandelt hätte, die sich in diesem Passus verbergen. **Leider hat sich jedoch anstelle der Virchow´schen Erkenntnis in der medizinischen und gesundheitspolitischen Szene die Meinung durchgesetzt, dass im Krankheitsfall dem Menschen primär Hilfe von aussen gebracht werden müsse** – und zwar in der Form eines Eingriffs in eine biochemische Maschine.

Nun ist der Mensch jedoch keine Maschine, die periodisch der Wartung durch Servicetechniker im Arztkittel bedarf,

sondern vielmehr ein sich selbst regulierendes System, welches bei einem partiellen Systemversagen nicht etwa des direkten Eingriffs in die aus dem Lot geratenen Prozesse und Abläufe, sondern vielmehr der Korrektur ihrer Steuerung bedarf. Oder um den – selbstverständlich unpassenden – Vergleich mit dem Computer zu bemühen, der ja in gewissem Sinne auch eine Art sich selbst regulierenden und regenerierenden Systems darstellt, kann auf eine allseits bekannte Analogie hingewiesen werden, die sich konkret wie folgt darstellt:

Beim Computer geschieht die Regeneration dadurch, dass durch das Herunterfahren und erneute Aufstarten des Systems die durch Fehlmanipulationen und andere äussere Einflüsse wie auch durch Systemlücken entstandenen Probleme eliminiert werden können. **Dasselbe kann auch das „biokybernetische System Mensch" leisten, wenn man ihm Gelegenheit zur Regeneration gibt.** Üblicherweise geschieht dieser Regenerationsprozess in der Schlafphase. Bleibt diese aus oder lässt ihre Qualität zu wünschen übrig, so können sich die Fehlsteuerungen nach und nach zu einer hässlichen Gesamtwirkung aufsummieren und schliesslich zu gesundheitlichen Problemen führen.

Unterschätzte hocheffiziente menschliche Selbstheilungskräfte

Oder anders formuliert: Die korrekten Abläufe und Prozesse bilden Teil der neurovegetativen Software, ebenso die regenerativen Prozesse zur Korrektur von Fehlentwicklungen. Es genügt in der Regel, diese zu aktivieren, um den Organismus reagibel und funktionsfähig zu halten. Deshalb ist die Aussage nicht verkehrt, dass **die effizienteste Form der ärztlichen Hilfestellung die Unterstützung der Selbsthilfe der**

Patienten ist. Zur Erhärtung dieser Aussage möge die folgende Begebenheit dienen, die sich vor rund 30 Jahren in einem schweizerischen Universitätsspital zugetragen hat:

Einem Patienten, der mit einem übermässigen Konsum phenacetinhaltiger Schmerzmittel – die er primär als Aufputschmittel missbrauchte, um seine geistige Leistungsfähigkeit zu steigern – seine beiden Nieren so schwer geschädigt hatte, dass er der periodischen Blutwäsche bedurfte, wurde eine Spenderniere eingesetzt. Um Abstossungsreaktionen zu vermeiden, wurde er mit immunosuppressiven Mitteln behandelt. **Was jedoch bei der Kontrolle der Spenderniere übersehen wurde: Sie enthielt eine winzige Krebs-Metastase**, die unter der Wirkung der das Immunsystem ausschaltenden Mittel zum Muttergeschwür mutierte, welches nun seinerseits Metastasen zu bilden begann.

Als die behandelnden Ärzte das in kurzer Zeit entstandene Katastrophenszenario erkannten, mussten sie sich wohl oder übel dazu entschliessen, die Spenderniere wieder zu entfernen. **Gleichzeitig setzten sie auch die immunosuppressiven Medikamente wieder ab. Resultat: Nach rund vier Wochen war der Patient symptomfrei.** Sein wieder voll funktionsfähiges Immunsystem hatte alle Metastasen in seinem Körper eliminiert. Ein eindrückliches Zeugnis dafür, was ein intaktes menschliches Immunsystem zu leisten imstande ist. Und zugleich ein eindrücklicher **Beleg dafür, dass ein menschlicher Körper mit Krankheiten selbst fertig wird, wenn man ihn dazu befähigt.**

Stellt sich somit die „Umkehrfrage", was denn die „Medizin von aussen" bewirkt. Tief blicken lassen dabei beispielsweise die **Krebsbehandlungen, welche heute als zu 50% erfolgreich deklariert werden.** Allerdings ist hinter diese „Heilungsquote" ein dickes Fragezeichen zu setzen. Denn die meisten der so Geheilten leben in einer latenten Angst vor einem Rezidiv, d.h. vor einem Wiederausbruch der Krankheit. Und zugleich **leiden die meisten Patienten noch lange oder gar chronisch an den negativen Behandlungsfolgen.**

Vernachlässigte Nebeneffekte therapeutischer Eingriffe

Das heisst: **Wer eine Krebserkrankung bzw. eine Krebsbehandlung überlebt hat, ist in der Regel nicht kerngesund,** sondern leidet an anderen gesundheitlichen Problemen, die zwar in der Regel weitaus weniger gefährlich und einschneidend sind als der Krebs, aber von einer vollständigen Genesung kann eigentlich kaum die Rede sein. Dazu kommt noch ein Widerspruch in sich: Durch die aggressiven Methoden, die von der konventionellen Medizin zur Bekämpfung des Krebses eingesetzt werden, kommt es zu unerwünschten Nebenwirkungen und Kollateralschäden, die den Körper zusätzlich schädigen, statt dass ihm zusätzliche Kraft verliehen wird, damit er sich gegen die gefährliche Krankheit besser zur Wehr setzen kann.

Dasselbe gilt auch für die Bekämpfung anderer Krankheiten, **zeigen doch die allermeisten chemisch-pharmazeutischen Mittel irgendwelche Nebeneffekte, die nicht selten grösser sind als der Nutzen, den sie zu stiften vermögen.** Demgegenüber arbeiten die neurovegetative Regulation der Körperfunktionen wie auch das von ihr gesteuerte Immunsystem nebenwirkungsfrei. Das spricht nun freilich nicht allgemein gegen die herkömmliche Medizin, wohl aber dafür, Behandlungen möglichst differenziert, nachhaltig und vor allem ursachennah durchzuführen. Und die Ursachen liegen – wie schon betont – in den weitaus meisten Fällen im Kopf der Patienten.

Hier müsste denn in vielen Fällen auch **der Ansatz gefunden werden, den kranken Menschen erst therapiefähig zu machen.** Denn wenn Menschen völlig unterschiedlich auf Therapiekonzepte und Medikationen reagieren, so hat dies zwar häufig, aber längst nicht immer mit einer ungenauen oder fehlerhaften Diagnose zu tun. Sondern es liegt sehr oft ganz einfach daran, dass die Betroffenen nicht über die erforderlichen Voraussetzungen verfügen, die sie auf eine therapeutische Massnahme positiv reagieren lassen. **Stress beispielsweise führt fast zwangsläufig zu einer eingeschränkten Therapiefähigkeit der Betroffenen.**

Es gibt noch ein weiteres Indiz für die Effizienz der menschlichen Selbstheilungskräfte – nämlich: **Aufgrund der verbreiteten ungesunden Lebensweise und Lebensbedingungen unserer Zeit ist es erstaunlich, dass der Gesundheitszustand der Bevölkerung nicht viel schlechter, sondern die Lebenserwartung stets höher geworden ist.** Das ist zwar sicher auch ein Verdienst der modernen Medizin und der neuzeitlichen Hygiene, die bei Infektions- und manchen anderen Krankheiten wirksame Strategien entwickelt haben, die sich auch dann als effektiv erweisen, wenn sie den Körper häufig und vorübergehend noch zusätzlich strapazieren.

Was die Statistiken verschweigen

Anderseits aber müssten Übergewicht, Schlafmangel, falsche Ernährung durch zu geringe Aufnahme von Schutz- und Ballaststoffen, Suchtmittel- und Medikamenten-Abusus, Stress in Beruf und Freizeit, permanente Informationsberieselung und nicht zuletzt auch multiple negative Umwelteinflüsse – angefangen bei den

Schwermetallen, die wir laufend mit der Nahrung aufnehmen, über den Feinstaub und die elektromagnetischen Felder bis hin zu den Lärm-Immissionen und den Mikroverunreinigungen in Luft und Wasser – **zu einer deutlich höheren Mortalitätsrate führen, wenn der menschliche Körper selbst unter stärksten Belastungen nicht über eine derart effiziente Selbstregulation verfügen würde.** Kritisch wird es erst, wenn diese massiv gestört wird – um auf die bedenkenswerten Worte Vírchows zurückzukommen.

Denn anderseits gibt es auch Indizien dafür, dass an den Statistiken, die uns weismachen wollen, dass die Gesundheit der Bevölkerung noch selten so gut gewesen sei wie heute, irgend etwas nicht stimmen kann. Denn **schon seit langem erleben wir eine kontinuierliche Zunahme der Allergien und Nahrungsmittel-Unverträglichkeiten, der psychischen Störungen, der Burnout-Syndrome wie auch der chronischen Krankheiten und der Demenzerkrankungen,** wobei letztere nicht nur der steigenden Lebenserwartung und Überalterung zuzuschreiben sind.

Gerade **Chronifizierungen sind häufig Patt-Situationen, in welchen der Körper zwar die für das Überleben zu mobilisierenden Kräfte bereitzustellen vermag, aber nicht genügend Energiereserven besitzt, um auch eine Heilung herbeiführen zu können.** Das Gleiche gilt auch für eine grosse Zahl diffuser Befindlichkeitsstörungen, die auf vielfältige Entzündungsherde im Körper zurückzuführen sind. In solchen Fällen vermag zwar das Immunsystem die krankmachenden Keime zu erkennen und zu bekämpfen, erweist sich aber nicht oder nicht mehr als stark genug, um diese auch niederzuringen. Deshalb kommt es zu latent entzündeten Arealen, die – wenn sie sich nicht gerade in lebenswichtigen Organen wie dem Herzmuskel befinden – zwar ausser Schmerzwahrnehmungen keinen unmittelbaren Schaden anrichten, sich aber bei einer weiteren Schwächung des körpereigenen Abwehrsystems plötzlich zu schweren Krankheiten ausweiten oder zu Multimorbiditäten führen können.

Präventive und kurative Medizin bedürfen neuer Ansätze

Diese Feststellungen zeigen wohl mit aller Deutlichkeit, **dass es in der präventiven und kurativen Medizin neuer Ansätze bedarf, wenn wir nicht Gefahr laufen wollen, die höhere Lebenserwartung mit einer längeren Morbidität erkaufen zu müssen.** Was bedeutet, dass sich die Medizin, die in den vergangenen Jahrzehnten den menschlichen Organismus und seine Funktionen immer besser zu verstehen gelernt hat, nun auch lernen muss, den Menschen selbst zu verstehen, wenn es ihr gelingen soll, die wachsenden negativen Umwelteinflüssen physischer und psychischer Natur ausgesetzten Menschen gesund zu erhalten.

Der Schlüssel dazu liegt in der Unterstützung der Regulation, der Förderung der regenerativen Kräfte und der Unterstützung eines Energiehaushalts, der die körperlichen und die mentalen Systeme in die richtige Balance bringt. Hier liegt effektiv, bildlich ausgedrückt, der „Schuhlöffel", der die biochemische Medizin erst wirksam macht. Dort jedenfalls, wo sie dann (noch) benötigt wird.

Sechs gesundheitliche Bedrohungsbilder

Wer sich vor Krankheit schützen will, sollte die wichtigsten Gefahrenherde kennen.

Ausser angeborenen Schwächen, sogenannten Erbkrankheiten, umwelt- und unfallbedingten Leiden sowie plötzlich auftauchenden Infektionen, Epidemien und Pandemien gibt es nur vereinzelte Leidensbilder, die nicht direkt oder indirekt in die hier skizzierten sechs Grundmuster gesundheitlicher Beeinträchtigungen und Bedrohungen hineinpassen. Es handelt sich dabei um Ursachencluster, die man kennen und auf die man sich einstellen sollte, um sich die Gesundheit bis ins hohe Alter bewahren zu können. Es gibt zwar nach wie vor keine aussagekräftige Morbiditäts- und schon gar keine Krankheitsursachen-Statistik, doch ist aufgrund von Erfahrungswerten davon auszugehen, dass die nachfolgend beschriebenen Gefahrenherde mit den allermeisten Krankheiten und Leidensbildern in direktem oder indirektem Zusammenhang stehen. Wer sich gegen diese Bedrohungen umsichtig und nachhaltig zu wappnen versteht, hat ungetrübt gute Aussichten auf ein Älterwerden in guter Gesundheit.

Stress

Stress kommt nicht von ungefähr, sondern ist stets Resultat einer psychischen Überforderung und bisweilen auch einer geistigen Unterforderung. Diese wiederum **rufen ein Ungleichgewicht in der Steuerung des vegetativen Nervensystems hervor.** Konkret handelt es sich dabei um eine ungenügende Regulation zwischen dem Gegensatzpaar „Sympathikus" und „Parasympathikus".

Der erstere befähigt den Menschen, unmittelbar auf alle Situationen im Sinne der Selbsterhaltung zu reagieren – getreu dem archaischen Muster von Angriffs- und Fluchtverhalten. Zu den stärksten und vor allem lange aktiviert bleibenden Reaktionsmustern zählt heute vor allem der **psychische Druck – nicht nur am Arbeitsplatz, wie häufig zu Unrecht angenommen, sondern auch in der Familie und im weiteren privaten Umfeld.** Umgekehrt kann Stress aber auch von persistierenden und chronischen Leidensbildern ausgehen.

Auf der andern Seite der neurovegetativen Polarität **steuert der Parasympathikus alle regenerativen Kräfte und das Immunsystem.** Wird nun der Sympathikus aktiviert, so behindert oder blockiert er den Parasympathikus. Und wenn die Aktivierung des Sympathikus lange anhält und womöglich nicht einmal mehr in den Ruhephasen zurückgefahren wird, so können die regenerativen Kräfte nicht mehr greifen, und dann sind fast zwangsläufig Befindlichkeitsstörungen und Krankheiten die Folge.

Stress ist per se keine Krankheit, obwohl er selbst in Fachkreisen dafür gehalten wird und obwohl die Psychotherapie versucht, sich mit Stressbehandlungen ein neues Geschäftsfeld zu erschliessen. Sondern Stress ist vor allem ein Indikator und führt – wenn er über längere Zeit nicht abgebaut werden kann – zu einer erhöhten Krankheitsanfälligkeit: Tatsächlich sind **Schätzungen zufolge rund 80 % aller Krankheiten und über 95 % aller chronischen Leiden direkt oder indirekt mit pathogenem Dauerstress assoziiert**. Und umgekehrt reduzieren sich im Krankheitsfall die Heilungschancen unter der Einwirkung von Stress sehr stark. Hier liegt denn auch der stringente Zusammenhang zwischen Stress und chronischen Krankheiten.

Die – derzeit noch weitgehend unbekannte – **Hauptursache für pathogenen Stress ist die Behinderung des dem Stressabbau dienenden Parasympathikus durch elektromagnetische Felder in Schlaf- und Ruheräumen.** Bleibt der Sympathikus unter dem Einfluss von Elektrosmog – der heute in nahezu allen Schlafzimmern mehr oder minder stark sein Unwesen treibt – aktiviert, so mutiert der situative nach und nach zu einem pathogenen Stress, der verschiedenste Krankheiten nach sich ziehen kann. Die elektromagnetischen Felder lassen sich jedoch durch geeignete Schwingungsgeneratoren zu relativ bescheidenen Kosten neutralisieren. Es ist die **derzeit wohl effizienteste Massnahme, die zugunsten einer Reduktion der allgemeinen Gesundheitskosten getroffen werden kann.**

Eine weitere potente Stressquelle, die ebenfalls auf das vegetative Nervensystem einwirken und den Parasympathikus behindern kann, bilden die geopathischen Strahlungen. Allerdings wirken diese auch direkt und potentiell schädigend auf Zellen und Organe ein, weshalb wir ihnen einen eigenen Abschnitt gewidmet haben. Weitere Faktoren, die zum Stress beitragen und die Therapiefähigkeit des Organismus auch direkt tangieren können, sind **Belastungen durch Schwermetalle** (siehe den Abschnitt über Verdauung und Metabolismus) wie auch die **Unterversorgung** mit Wasser und Sauerstoff (siehe auch dazu die entsprechenden Kapitel im Buch).

Geopathische Strahlungen

Die **Geopathie gilt auch heute noch als umstrittene Grenzwissenschaft**, die in manchen Kreisen nach wie vor der Scharlatanerie zugerechnet wird. In den letzten Jahren sind jedoch so viele neue Kenntnisse und Erkenntnisse über die aus der Erdkruste kommenden Strahlungen und deren Wirkung entstanden, dass die Existenz dieser Erscheinungen und ihrer Auswirkungen auf Mensch und Tier nicht mehr negiert werden können. Nicht zuletzt hat auch die Quantenphysik, welche mit ihren Thesen vom Wandel von Materie in Schwingung und vice versa die Newton´sche Physik förmlich auf den Kopf stellte, erste griffige Erklärungen zu dieser Phänomenologie geliefert.

Der jüngste Nachweis für die Wirkung geopathischer Störfelder kommt nicht etwa von der Medizin, sondern aus der Elektrophysik. Hier konnte gezeigt werden, dass **der Stromfluss in elektrischen Netzen – vergleichbar etwa mit dem Fluss bioelektrischer Signalströme im menschlichen Körper – durch geopathische Störfelder beeinträchtigt werden kann.** Leider tummeln sich jedoch auf dem Feld der Geomantik manche Scharlatane, weshalb eine gewisse Skepsis durchaus angebracht ist.

Eindeutig nicht der Scharlatanerie zugerechnet werden kann jedoch der Deutsche Gunter Freiherr von Pohl (1873-1930), ein erfahrener Radiästhet, der in den Jahren 1928 und 1929 in den beiden deutschen Kleinstädten Vilsbiburg und Grafenau eine behördlich und medizinisch begleitete **Untersuchung über die Zusammenhänge zwischen geopathischen Strahlungen und Krebs durchführte. Fazit: Von den 71 im**

Verlaufe der vergangenen 10 Jahre registrierten Krebs-Todesfällen waren alle ohne Ausnahme auf geopathische Einflüsse zurückzuführen. Leider fand man damals noch nicht Mittel und Wege zur Abwehr und/oder Neutralisation solcher Einflüsse, weshalb sich auf diesem Feld relativ rasch zahlreiche unseriöse Geschäftemacher breit machten und die ernst zu nehmende Thematik in Verruf brachten.

Die verhältnismässig schwache Strahlung, die von Wasseradern, unterirdischen Gesteinsbrüchen, Erdverwerfungen, Currynetzen und Hartmanngittern ausgehen, ist bei kurzer Aufenthaltsdauer unter deren Einfluss harmlos. Erst **beim nächtelangen Verweilen an ein und derselben belasteten Stelle ergibt sich bisweilen eine tödliche Gefahr**. Neuere, mit Hilfe quantenphysikalischer Erkenntnisse realisierte Systeme sind mittlerweile in der Lage, geopathische Strahlen fernzuhalten und/oder zu neutralisieren. Entsprechende Massnahmen lassen sich mit Bezug auf einzelne Liegestätten, ganze Räume oder ganze Objekte treffen. Bei Neubauten sind die Kosten überschaubar, dagegen sind Massnahmen zur Abwehr geopathischer Einflüsse in bereits bestehenden Gebäuden aufwändig.

Rückenbeschwerden, Gelenkprobleme und schwache Knochen

Was scheinbar ganz banal daherkommt, ist in Tat und Wahrheit eine üble Geissel der Menschheit. Denn **das für den aufrechten Gang des Menschen etwas schwach ausgestaltete Rückgrat unterliegt nicht nur gewissen Veränderungen** – so namentlich kleineren und grösseren Fehlstellungen der Wirbel, die durch Überbeanspruchungen und Fehlhaltungen eintreten können –, sondern sie kann auch durch Unterbeanspruchung und Erschlaffung der Rückenmuskulatur aus dem Lot geraten.

Rückenbeschwerden zählen in den Industrienationen zu den häufigsten und zugleich kostspieligsten Gesundheitsproblemen überhaupt – ein Sachverhalt, der lediglich aus den Statistiken und Kostenaufstellungen der Kostenträger im Gesundheitswesen hervorgeht, aber in der Öffentlichkeit nur selten thematisiert wird. In Deutschland zum Beispiel sind schätzungsweise rund 20 % aller Frühpensionierungen auf Rückenbeschwerden zurückzuführen. Zugleich schlagen die direkt oder indirekt durch Rückenprobleme verursachten Kosten mit etwa 2% des Bruttoinlandprodukts zu Buche.

Dazu muss man wissen, dass **viele Sekundärprobleme ihre Hauptursache im Rückgrat haben**. So beispielsweise können manche Gelenkprobleme, aber auch nicht wenige Störungen in den Nervenbahnen ihre Quelle in der Wirbelsäule haben. Viele dieser Störungen werden durch Bandscheiben verursacht, die als Folge einer Wirbelfehlstellung, einer Stauchung oder einer Quetschung auf die Nervenbahnen drücken. Oder Asthma zum Beispiel wird sehr häufig durch eine Fehlstellung des 7. Halswirbels verursacht. Unzählige Asthmaleidende könnten von ihren Beschwerden befreit werden, wenn ihr Rückgrat periodisch einer korrekten orthopädischen Traktion unterzogen würde.

Eine häufige und heute noch total verkannte Ursache von Rückenproblemen und von dort aus proliferierenden Leiden sind **suboptimale oder überhaupt nicht sachgemäss ausgeführte kieferorthopädische und zahnärztliche Eingriffe**: Wenn die Zahnstellung nach Behandlungen nicht kontrolliert und sauber austariert wird – was sich insbesondere bei Brücken und Implantaten aufdrängt – so hat dies früher oder später seine Auswirkungen auf das Rückgrat. Auch hier liegt also ein Ursachenherd, der bei Rückenproblemen zu hinterfragen ist.

Ins gleiche Kapitel gehören auch die Gelenkprobleme, allen voran die **Arthrosen, die bei älteren Semestern zu einem eigentlichen Volksleiden geworden sind.** Entgegen einer nach wie vor verbreiteten Meinung handelt es sich dabei weniger um Abnützungs- als vielmehr um Mangelerscheinungen. Diese können grösstenteils mit einer kombinierten Strategie reduziert oder zum Verschwinden gebracht werden, die sich aus Stressbekämpfung, einer Modifikation der Trinkgewohnheiten und einer Supplementation mit Präparaten zusammensetzt, die dem Aufbau von Knorpelmasse dienen.

Ein weiteres Problem aus dem skelettalen Bereich, welches vor allem ältere Menschen betrifft, ist die Schwächung der Knochen: **Wenn mit zunehmendem Alter die Wirkung der Knochen abbauenden Osteoklasten jene der knochenbildenden Osteoblasten zu übertreffen beginnt, so wird es Zeit für gezielte Massnahmen zur Stärkung des Knochengerüsts.** Mit gutem Grund: Knochenbrüche sind im Alter nicht nur wegen der langen Heilungs- und Rekonvaleszenzzeiten und wegen der damit verbundenen stark eingeschränkten Mobilität problematisch, sondern auch zufolge der Tatsache, dass sie oft an Stellen auftreten, wo sie für die Betroffenen mit besonders starken negativen Folgen verbunden sind – so insbesondere in der Form von Schenkelhalsbrüchen. Hier bietet sich nach eingehender Diagnostik und Messung der Knochendichte eine gezielte Osteo-Regeneration mit einem abgestimmten Ernährungs- und Supplementations-Programm zur Stärkung der Knochen an.

Probleme mit Verdauung und Metabolismus

Verdauung und Stoffwechsel berühren äusserst komplexe Sachverhalte, welchen die herkömmliche Medizin meist etwas hilflos gegenübersteht. **Tatsächlich sind Ärzte in der Regel überfordert, wenn sie ihrer Klientel ernährungsphysiologische Ratschläge erteilen sollen.** Ebenso fehlt den Oecotrophologen – wie die Ernährungsfachleute neuerdings genannt werden – das medizinische und das psychotherapeutische Wissen, während die Psychotherapeuten wiederum Wissensdefizite in der Medizin und der Ernährungsphysiologie bekunden. **Und allesamt wissen sie recht wenig von den metabolischen und den für Verdauung und Stoffwechsel relevanten kybernetischen Vorgängen im Körper, die noch recht wenig erforscht sind.**

Man sieht: **Die Beurteilung von Verdauungsvorgängen erfordert ein interdisziplinäres Wissen,** sind doch daran sowohl die Steuerung durch das vegetative Nervensystem wie auch das Aufschliessen der zugeführten Nahrung durch die Magensäfte, die Aufnahme der Nährstoffe im Dickdarm, die Darmperistaltik, die Art der zugeführten Nahrung per se, die metabolischen Prozesse und schliesslich auch die Entgiftung durch die Leber beteiligt.

Dazu kommen noch die Zusammensetzung und die Verträglichkeit der Nahrung und die Frage, **ob der Organismus auch die zu seiner optimalen Funktionsweise erforderlichen Mikronährstoffe erhält** und ob dabei Unverträglichkeiten oder negative Interaktionen zu berücksichtigen sind. Und ausserdem wäre noch gut zu wissen, ob allenfalls Enzymblockaden durch Schwermetalle vorliegen, ob die Aufnahme von Flüssigkeit und von Ballaststoffen eine ordentliche Funktion des Dickdarms gewährleistet und ob der Organismus allenfalls zur Übersäuerung neigt.

Sowohl zur Behebung von Problemen in den Bereichen der Verdauung und des Stoffwechsels wie auch zur präventiven Optimierung dieses Funktionsbereichs des menschlichen Organismus **verfügt die komplementäre Medizin mittlerweile über ein breites Spektrum an diagnostischen, präventivmedizinischen, mikronährstofflichen und psychoaktiven Strategien**, die relativ einfach anzuwenden sind und deren Wirkung durch periodisches Monitoring jederzeit überprüft werden kann.

Entscheidend ist dabei, dass im Rahmen der ganzheitlichen Initial-Diagnostik ein Gesamtbild vom Versorgungsgrad – und damit auch von den Versorgungsdefiziten – der Patienten erstellt wird. Zugleich ist auch eine Stressdiagnose zu stellen, ebenso eine Analyse über die Belastungen, die die verdauungsspezifischen und die metabolischen Prozesse behindern. Hier ist in der Folge auch mit den präventiven und den therapeutischen Massnahmen anzusetzen. Diese **stringente Systematik drängt sich auf, wenn effizient und resultatorientiert gehandelt werden soll. Sie ist der Erkenntnis geschuldet, dass nur ein therapierbarer Patient reale Aussichten auf Heilung hat.**

Bioenergetische Defizite

Der **menschliche Körper benötigt für die Aufrechterhaltung seiner multiplen Funktionen nicht nur die ihm über die Mitochondrien der Zellen zugeführte Energie, sondern auch mentale und andere nicht objektiv messbare Energien.** Es ist dies einerseits die psychische Energie, die eng mit der Funktionsweise des vegetativen Nervensystems verzahnt und dem etwas schwammigen Begriff der Lebensenergie zuzuordnen ist, anderseits eine Energieform, die sowohl kosmische (sogenannte Photonen oder Lichtquanten) wie auch zwischenmenschliche Komponenten hat. Auch diese ist letztlich der Lebensenergie zuzuordnen.

Letztere wiederum hat viel mit einer Wissenschaft zu tun, die heute vielerorts noch dem grenzwissenschaftlichen Bereich zugeordnet wird; obwohl ihre praktische Nutzung längst Eingang in unseren Alltag gefunden hat. **Konkret handelt es sich um die auf Max Planck zurückgehende Quantenphysik,** die heute zwar in der IT-Branche allgemein akzeptiert ist, zumal ohne sie kein Halbleiter, kein Mikroprozessor und kein Datenstick funktionieren würde, die aber in anderen naturwissenschaftlichen Disziplinen – so insbesondere auch in der Humanmedizin – noch auf Skepsis und Argwohn stösst.

Tatsächlich tut man sich in der herkömmlichen Medizin noch reichlich schwer damit, dass die Quantenphysik dem von Isaac Newton und von weiteren führenden Physikern der Vergangenheit definierten und allgemein akzeptierten mechanistischen Weltbild widerspricht. **Insbesondere bekundet man Mühe mit der quantenphysikalischen Erkenntnis, dass Elektronen sowohl Materie wie auch Schwingung oder beides simultan sein können** und dass mit Schwingungsmustern geladene Materie als Informationsquelle dienen kann.

Solche **Schwingungsmuster,** die mittels konventioneller Methoden nicht nachweisbar und somit auch nicht quantifizierbar sind, können in der Praxis **sowohl zu diagnostischen Zwecken** (siehe dazu die Anmerkungen zum russischen „Oberon"-System) **wie auch zur Steuerung biologischer Prozesse genutzt werden**. Andockpunkt ist dabei das biokybernetische System des Menschen, über das die automatischen Funktionsabläufe gesteuert werden und welches zur Informationsübermittlung sowohl die Nervenstränge des VNS wie auch das hormonelle System nutzt.

Diese **Technologie kann heute genutzt werden, um den Versorgungsgrad des menschlichen Organismus mit orthomolekularen Nähr- und Schutzstoffen zu analysieren und Anomalien in den Organen und Funktionsabläufen aufzuspüren**, aber auch, um vitale energetische Defizite auszugleichen. Im Weiteren kann sie dazu dienen, die Bioverträglichkeit einzelner Substanzen auszutesten, die präventiv oder therapeutisch eingesetzt werden sollen. Und schliesslich können mit Hilfe dieser Technologie Wirkstoffe so informiert werden, dass sie spezifisch und gezielt genutzt werden können.

Inadäquater Wasserhaushalt

Nach wie vor hält sich hartnäckig die Meinung, dass der zu 75 % aus Wasser bestehende menschliche Körper in normalen Situationen unter keinerlei Wassermangel leide und dass der Durst ein ausreichender Indikator sei, um einen allfälligen Wasserbedarf anzuzeigen. Diese Annahme ist falsch. Sie wurde vom iranischen Arzt und Forscher Dr. Faridun Batmanghelidj gründlich in Frage gestellt. In seinem vielbeachteten Buch unter dem provokativen Titel **„Sie sind nicht krank – Sie sind durstig!"** wies er darauf hin, dass viele **Befindlichkeitsstörungen und Krankheiten durch die regelmässige Einnahme von Trinkwasser beseitigt werden können.**

Tatsächlich war der „Wasserdoktor" im Laufe seiner Tätigkeit als praktischer Arzt darauf gestossen, dass zahlreiche gesundheitliche Probleme durch eine allzu geringe Wasseraufnahme verursacht werden. Und er fand heraus, dass **Dehydration (Austrocknung) ein stark verbreitetes Leiden ist, welches jedoch in den wenigsten Fällen richtig diagnostiziert wird.** Allerdings – so stellte er weiter fest – trifft Dehydration auch Personen, welche im Verlaufe des Tages reichlich Flüssigkeiten zu sich nehmen, doch meist handelt es sich dabei um Kaffee und Tee sowie Fruchtsäfte, Limonaden, Wein, Bier und verschiedenste Mischgetränke.

Als typische Krankheiten, welche der Dehydration zuzuschreiben sind, gelten chronische Übersäuerung, Arthrose und chronische Hypertonie. Die Übersäuerung, welche wiederum Verursacherin zahlreicher weiterer Befindlichkeitsstörungen und Krankheiten ist, lässt sich durch eine „programmierte" Wasseraufnahme – allenfalls in Verbindung mit einer gewissen Ernährungsumstellung – korrigieren. Bei Prädispositionen zu Arthrose ist ein guter Wasserstatus vor allem deshalb wichtig, weil Knorpelmasse versprödet, wenn nicht genügend Feuchtigkeit zur Verfügung steht.

Bluthochdruck schliesslich wird auch heute noch häufig mit einem übermässigen Salzkonsum in Verbindung gebracht. Die konventionelle Medizin reagiert darauf meist noch mit Empfehlungen zu einer salzarmen Kost und mit Diuretika, welche die Nieren zu höherer Ausscheidungsleistung bewegen sollen. Und zugleich natürlich **mit blutdrucksenkenden Mitteln statt mit der Empfehlung, mehr Wasser zu sich zu nehmen.** Freilich ist damit kein Geld zu verdienen, und oft wird auch die Erwartungshaltung der Patienten enttäuscht, welche vom Arzt eine Medikamentenliste statt blosser Empfehlungen erwarten.

Und was ist mit Herz/Kreislauf-Beschwerden, Krebs und chronischen Krankheiten?

Mit der Achtsamkeit gegenüber dem halben Dutzend vorgenannter Gefahrenpotenziale für unsere Gesundheit bekommen wir auch eine Mehrzahl der übrigen gesundheitlichen Probleme in den Griff. **Denn präventive Denkansätze und Handlungsweisen und ein gesundheitsorientierter Lebensstil haben andere Ansatz- und Schwerpunkte als eine kurative Medizin.** Während sich letztere an den meist spät diagnostizierten Krankheiten orientiert, fokussieren sich erstere auf jene Aspekte und Phasen, in welchen Krankheiten erst in statu nascendi stecken und sich noch nicht manifestieren.

So fangen chronische Leiden – um gleich das eklatanteste Beispiel zu nennen – denn auch nicht mit der Chronifizierung an, sondern häufig mit einer kleinen gesundheitlichen Störung, die man als vorübergehend betrachtet und der man zunächst keine grössere Beachtung schenkt. **Erst wenn das Leiden persistiert, beginnt man nach den Ursachen zu fragen und sich zu beunruhigen** – und dann ist es nach dem Urteil vieler Ärzte für eine auf Heilung fokussierte Behandlung auch schon zu spät. Und noch viel häufiger wird nicht danach gesucht, was den Organismus an der Selbstheilung hindert und was getan werden könnte, um einen entsprechenden Heilungsprozess in Gang zu setzen.

Dazu ein paar wenige (zum Teil bereits erwähnte) **Beispiele, welche zeigen, wie der sogenannte „Schulmediziner" auf bestimmte gesundheitliche Probleme reagiert und was umgekehrt der Sozial- und Präventivmediziner tut,** um den Organismus des Patienten zu befähigen, mit dem Angriff auf seine Gesundheit fertig zu werden:

- **Asthma gilt als Krankheit der Atemwege** und wird von den Ärzten dementsprechend systemisch behandelt. Wer kommt schon auf die Idee, dass die Ursache in einem grossen Teil der Fälle in einer **Fehlstellung des 7. Halswirbels** liegt, welcher durch eine lege artis ausgeführte Traktion reponiert werden kann?

- **Bluthochdruck** beinhaltet ein relativ hohes Gefährdungspotential für das Herz/Kreislauf-System. Die Medizin verschreibt dagegen blutdrucksenkende Medikamente und empfiehlt salzarme Kost. Dabei liegt die **Hauptursache sehr häufig in einer zu geringen Wasseraufnahme,** die sich durch ein entsprechendes Trink-Programm beheben lässt.

- **Krebs entsteht häufig durch die Einwirkung geopathischer Strahlung** während der Nachtstunden. Die konventionelle Medizin behandelt Krebs durch die Exzision kranken Gewebes und durch chemotherapeutische Eingriffe. **Wem fiele es schon ein, den Schlafplatz auf geopathische Einflüsse zu untersuchen** und diese zu eliminieren?

- **Chronifizierungen sind häufig auf pathogenen Stress zurückzuführen**, der regenerative Prozesse verhindert. Die herkömmliche Medizin reagiert darauf mit schmerzlindernden Mitteln und Bedauern. Lege artis müssten zunächst ein Stresstest und in der Folge **Massnahmen gegen persistierenden und pathogenen Stress** getroffen werden.

- **Arthrose ist sehr oft mit einem ungenügenden Wasserhaushalt**, einer geringen Verfügbarkeit spezifischer Mikronährstoffe und Stress assoziiert. Die

„**Schulmedizin" hält Arthrose für eine irreversible Abnützungskrankheit** und reagiert darauf mit Analgetika und Cortisol. Richtig wären eine Wasserkur, Antistress-Massnahmen, Supplementierung mit Chondoitinsulfat, Glucosamin, Hagebuttenpulver und MSM sowie Förderung der Bioverfügbarkeit dieser Stoffe.

So viel zu den **Folgekrankheiten, die sich durch umsichtiges Handeln in der Primärphase vermeiden lassen.** Der Nutzen der Achtsamkeit in Bezug auf die hier skizzierten Primärrisiken reicht indessen weit darüber hinaus. Denn ein auf die Erhaltung seiner Selbstheilungskräfte konditionierter Organismus honoriert die entsprechenden Handlungs- und Verhaltensweisen durch niedrigere allgemeine Gesundheitsrisiken und durch kürzere Remissions- und Rekonvaleszenzzeiten.

Fazit: Die herkömmliche Medizin bedarf der Erweiterung und Verstärkung

Die hier skizzierten sechs dominanten Grenzräume zwischen Krankheit und Wohlbefinden zeigen wohl mit aller Deutlichkeit, dass präventive und kurative Medizin einer neuen strategischen Ausrichtung bedürfen, wenn sie jenen Erwartungen gerecht werden sollen, die man bezüglich ihrer Effizienz in sie setzen darf. Tatsächlich ist **Effizienz das Gebot der Stunde, wenn auf die fortschreitende Überalterung der Bevölkerung in Konjugation mit einem markanten Anstieg der Allergien, der psychischen Krankheiten und der chronischen Leiden angemessen reagiert werden soll.**

Erstaunen mag in diesem Zusammenhang auch die Passivität der Gesundheitspolitik: Denn während beispielsweise bei der Energieeffizienz und bei den Abgasnormen für einen relativ kurzen Zeitraum Vorgaben formuliert und Grenzwerte definiert werden, die heute noch utopisch erscheinen mögen, **begnügt man sich im Bereich der Medizin mit einer simplen Fortschreibung des tradierten Wissens** und versucht anderseits jedoch ausgerechnet dort mit den Gesetzen der Ökonomie zu fungieren, wo diese sich am wenigsten zur Herbeiführung höherer Effizienz und niedrigerer Kosten eignet.

Die hier zur Darstellung gebrachten „Gefechtsfelder" könnten dafür als Orientierungshilfe dienen, denn sie machen klar, **dass die konventionelle Medizin auf all diesen fünf Gebieten eklatante Mängel zeigt:** Weder ist sie heute in der Lage, die Regulation des vegetativen Nervensystems aktiv zu beeinflussen, noch kommt sie mit den verschiedenen Aspekten des Metabolismus und mit dem menschlichen Rückgrat wirklich klar, und den „Zellstaat Mensch" wie auch die Aspekte der Lebensenergie sind für sie ein Buch mit sieben Siegeln, so bald die Thematik die biochemische Ebene verlässt.

Woraus erhellt, dass gültige Antworten auf die gesundheitlichen Erfordernisse der Zukunft in präventiv- und sozialmedizinischen Bereich nur **von einer Strategie zu erwarten sind, in welcher biokybernetische und biochemische Medizin gleichberechtigte Partner sind**. Und wo auch die empirisch gesicherten Ergebnisse aus weiteren Bereichen des heute noch der komplementären Medizin zugeordneten präventiven und therapeutischen Wissens und Könnens einbezogen werden. Von Kategorien also, die sich unter dem neuen Begriff der regenerativen Medizin zusammenfassen lassen.

Die künftige Gesundheitsversorgung bedarf einer neuen Ausrichtung der präventiven und der kurativen Medizin.

Die regenerative Medizin als Medizin der Zukunft

Im Gegensatz zur konventionellen kurativen Medizin, die auf die Bekämpfung einer diagnostizierten oder vermuteten Krankheit fokussiert ist, verfolgt die regenerative Medizin eine andere Philosophie und einen anderen Ansatz: Sie ist darauf ausgerichtet, die Selbstheilungskräfte des Menschen zu stärken und zu stimulieren. Ergänzt wird die regenerative Medizin durch ein diagnostisches System, welches ein gesamtheitliches Bild über den allgemeinen Gesundheitszustand und über den mikronährstofflichen Versorgungsgrad der Patienten liefert. Damit besteht nicht nur die Aussicht, bei diffusen Krankheitsbildern näher an die Ursachen der gesundheitlichen Probleme heranzukommen, sondern es entsteht zugleich eine medizinische Perspektive, die letztlich zuverlässigere und nachhaltigere Remissionserfolge verspricht als konventionelle Vorgehensweisen, welche häufig nach dem try-and-error-Prinzip angewendet werden und die sich damit zugleich um Potenzen aufwändiger gestalten können.

Es mag vielleicht ein gewagtes Unterfangen sein, den Begriff der regenerativen Medizin aus der Taufe zu heben und diesen der konventionellen Medizin – worunter alle Kategorien der biochemisch orientierten, sogenannten „Schulmedizin" wie auch die älteren Lehren der Seelenheilkunde zu subsumieren sind – frontal gegenüberzustellen. Nicht als deren Ersatz wohlverstanden, sondern als deren **gleichberechtigte Partnerin mit dem Ziel, die medizinische Versorgung der Bevölkerung in Prävention, Therapie und Pflege effizienter zu gestalten**. Und in der Absicht, in die von Aspekten wie Überalterung, zunehmender Demenz, chronischen Erkrankungen und psychischen Problemen wie auch von Pflegenotstand geprägten düsteren Zukunftsbilder hellere Farben einfliessen zu lassen.

Das „Try-and-Error-Prinzip" in der herkömmlichen Diagnose und Therapie

Was natürlich die Frage aufwirft, was denn eigentlich unter regenerativer Medizin zu verstehen sei und wodurch sich diese von der konventionellen biochemischen Medizin unterscheide. Dabei ist zunächst einmal einzuräumen, dass die beiden Begriffe einer gewissen Unschärfe unterliegen, zumal **die konventionelle Medizin in früherer Zeit mehr Elemente beinhaltete, die von regenerativen Zielsetzungen geprägt waren**. Man denke dabei bloss an frühere Haus- und Familienärzte, die über eine tendenziell grössere Empathie für ihre Patienten und anderseits über einen noch etwas kleineren Rucksack an biochemischem Wissen verfügten.

Was jedoch kein Schaden war, zumal dadurch auch nicht zu viele Bäume die Sicht auf den Wald verstellten. Dafür wendeten sie für ihre Klienten mehr Zeit auf, als das aktuelle Taxpunkte-System dies zulassen würde – und **sie realisierten** dadurch eine Art integraler und kontinuierlicher Betreuung, die man im heutigen Medizinbetrieb eher vergeblich sucht. Umgekehrt aber nutzt auch die regenerative Medizin die vielfältigen Erkenntnisse, die ihr die biochemisch-medizinische Forschung zugänglich macht. Denn auch sie ist letztlich darauf angewiesen, die physiologischen Vorgänge im Körper interpretieren und abschätzen zu können, was sie mit ihrer Hilfestellung genau bewirkt.

Die Differenz zwischen den beiden Kategorien ärztlicher Betrachtungsweisen und Dienstleistungen – oder sollte man in diesem Kontext eher von Philosophie sprechen? – zeigt sich unter anderem **in der Praxis, wo die konventionelle Medizin sehr häufig nach dem „Try-and-Error"-Prinzip verfährt.** Dies vor allem dort, wo eher diffuse Symptome zu beurteilen oder Mehrfach-Krankheiten – so genannte Multi-Morbiditäten – unklarer Ursachen zu behandeln sind. Dann wird fürs erste eine therapeutische Strategie oder auch bloss eine Medikation aufgesetzt, die anlässlich der nächsten Konsultation einem „Backtesting" im Sinne einer kritischen Beurteilung der Resultate und Nebenwirkungen unterzogen wird.

Bleibt die erhoffte Wirkung aus oder schlägt sie gar in kontraproduktive Effekte um, so wird bereits die nächste Strategie mit einer anderen Medikation gestartet. Und so **tastet man sich langsam an die richtige Vorgehensweise heran.** Das kann insofern verheerend sein, als mit solchen **Versuchskaninchen-Strategien viel wertvolle Zeit verstreicht** und ausserdem der Organismus mit jedem inadäquaten Behandlungsversuch geschwächt wird, zumal man ihn dadurch in der Regel fast zwangsläufig unerwünschten Nebenwirkungen aussetzt.

Therapie soll den Organismus stärken statt zusätzlich schwächen

Nun ist es allerdings so, dass solche Versuchsphasen auch der regenerativen Medizin nicht ganz fremd sind, denn auch diese muss sich bisweilen bei unklaren Anzeichen langsam ans gesundheitliche Problem herantasten. Gerade bei Leidensbildern, deren Ursachen von der konventionellen Medizin weder differentialdiagnostisch noch durch Patientenbefragungen noch durch Laborwerte schlüssig zu ermitteln sind, steht auch die regenerative Medizin ungeachtet ihrer differenzierteren Vorgehensweise und der prädiagnostischen Möglichkeiten gelegentlich vor einem Problem. Auch sie benötigt in solchen Fällen eine These, die weiter erprobt und diagnostisch vertieft wird – und die man auch wieder korrigiert, wenn man keine Indizien für deren Richtigkeit erhalten sollte. **Das Procedere ist dabei in der Regel behutsamer, und es wird auch nicht gleich mit dem pharmazeutischen Arsenal eingefahren.**

Und es gibt einen fundamentalen Unterschied zwischen den beiden Richtungen medizinischer Hilfestellung: **Die konventionelle Medizin arbeitet mit Strategien und Mitteln, die nicht frei sind von unerwünschten Nebenwirkungen** – ja, die bisweilen gar ein neues Leiden hervorrufen oder auslösen können, ohne das alte zu beseitigen. Demgegenüber arbeitet die regenerative Medizin ausschliesslich mit Mitteln und Methoden, die – wie der Begriff „regenerativ" besagt – **eine Stärkung des Organismus und eine Förderung seiner Befähigung zur Erholung und Erneuerung zum Ziel haben.**

Dies aufgrund der Überzeugung, **dass ein durch Krankheit geschwächter Organismus nicht noch weiter geschwächt, sondern vielmehr gestärkt werden müsse,** um sich gegen die

Beeinträchtigung seiner Gesundheit erfolgreich zur Wehr setzen zu können. Will heissen: Regenerative Medizin ist immer ein Stück weit Hilfe zur Selbsthilfe. Und setzt voraus, dass die Patienten nicht in einer klinischen Konsumhaltung verharren, sondern bereit sind, das Engagement der Therapeuten und Präventivmediziner mitzutragen und aktiv zu unterstützen.

Neu kommt hinzu, dass bei der regenerativen Medizin **in den letzten Jahren diagnostische Mittel und Methoden entwickelt werden konnten, die in ihrer Gesamtheit in manchen Aspekten jenen der konventionellen Medizin überlegen sein dürften**. Dabei ist namentlich die neurovegetative Regulationsdiagnostik zu nennen, die als erste Methode Stress nach wissenschaftlichen Kriterien zu diagnostizieren vermag. Das ist aus ganzheitlich medizinischer Sicht betrachtet eine eigentliche Sensation, zumal man weiss, dass die allermeisten Krankheitsbilder in einem direkten oder indirekten Verhältnis zu Stress stehen.

Eine andere vielversprechende Methode ist die vom Institut für Psychophysik in Moskau auf der Grundlage der Quantenphysik entwickelte Oberon-Strategie, die heute sowohl in der russischen Raumfahrt wie auch in manchen russischen Kliniken mit Erfolg eingesetzt wird. Diese löst – ähnlich wie die Magnetresonanz – in den Gewebearealen des zu untersuchenden Organismus´ **durch die Einwirkung elektromagnetischer Strahlung einen Response aus, der vom System anhand einer immensen Datenbank von Schwingungsmustern gesunder und kranker Gewebe detailliert ausgewertet wird**. Dadurch entsteht eine umfassende Diagnose vom gesamten Organismus einschliesslich all seiner Interaktionen. Zugleich können energetisch unterversorgte Areale und Organe durch die ergänzende oder substituierende Behandlung mit adäquaten „gesunden" Schwingungsmustern gestärkt und remittiert werden.

Schul- und Regenerative Therapie in der Praxis

Nun dürfte es allerdings allein aufgrund dieser Darlegungen selbst für Fachleute nicht ganz einfach sein, die unterschiedlichen Charakteristiken der beiden Betrachtungs- und Vorgehensweisen klar zu erkennen und voneinander zu trennen bzw. in ein Differenzeignungsmuster einfliessen zu lassen. Dies umso mehr, als ein koordiniertes Vorgehen der regenerativen Medizin – welche sich ja aus mehreren Facetten zusammensetzt, die heute (noch) nicht leicht zu koordinieren sind – in jüngster Zeit durch die Einführung neuer Methoden und Systeme zudem einen starken Wandel in Richtung höherer Effizienz erfahren hat. **Am besten lassen sich die Unterschiede wohl anhand eines praktischen Beispiels darlegen.** Wie sagt doch Mephisto so treffend in Goethes Faust: „Grau, lieber Freund, ist alle Theorie und grün des Lebens goldener Baum." **Schauen wir uns also die unterschiedlichen Vorgehensweisen der beiden medizinischen Richtungen am klassischen Beispiel „Knie-Arthrose" an:**

Der Vertreter der konventionellen Medizin wird dabei so vorgehen, dass er eine Diagnose stellt, indem er das Gelenk befühlt und allenfalls zur präziseren Beurteilung der Frage, wie weit die Knorpelerosion schon fortgeschritten ist, eine Röntgenaufnahme veranlasst. Ist das Gelenk entzündet und rühren die Schmerzen von der Entzündung her, **so wird der Arzt mit hoher Wahrscheinlichkeit zur Cortisonspritze greifen** und eine Injektion mit feinkristallinem Cortison applizieren. Cortison bzw. Cortisol ist ein Stresshormon, welches in der Nebennierenrinde gebildet wird und unter anderem die Wirkung entzündungsauslösender weisser Blutkörperchen unterdrückt. Dagegen ist zwar nichts einzuwenden, doch muss man sich der Tatsache bewusst sein, **dass damit nicht die Arthrose und deren Ursachen, sondern lediglich der Schmerz bekämpft wird.** Ausserdem dürfte der Arzt das Körpergewicht des Patienten überprüfen und – falls dazu Ursache besteht – diesem raten, durch eine Gewichtsreduktion die Belastung des Gelenks zu vermindern.

Sollte die Erosion der Gelenkknorpel schon weit fortgeschritten sein, so wird **wohl auch die Frage eines Gelenkersatzes zur Sprache kommen.** Dabei handelt es sich jedoch um einen anspruchsvollen und belastenden – und zugleich sehr kostspieligen – Eingriff, der nur an stabilen Patienten vorgenommen werden sollte. Damit wäre eigentlich die herkömmliche Medizin bereits am Ende, weil sie die Arthrose vorwiegend für eine irreversible Abnützungserscheinung hält. Vielleicht hat aber der behandelnde Arzt schon mal etwas von Glucosamin und von Chondroitinsulfat wie auch von Hagebuttenpulver gehört und tut damit bereits einen Schritt in Richtung regenerativer Medizin – zum Wohle des Patienten nota bene.

Denn Glucosamin ist eine Substanz, die der Körper zum Aufbau von Knorpelmasse benötigt, und Chondroitinsulfat brauchen die Gelenkknorpel, um Wasser einlagern und damit die zu ihrer Funktion erforderliche Geschmeidigkeit erreichen zu können. Idealerweise wird dazu noch MSM (Methyl-Sulfonyl-Methan) verabreicht, eine Schwefelverbindung, die die Regeneration der Zellen und den Aufbau neuen Gewebes fördert. Und schliesslich könnte auch noch das Hagebuttenpulver hilfreich sein, welches sich speziell bei Gelenksentzündungen anbietet, weil es diese und die damit verbundenen Schmerzen zum Abklingen bringen kann.

Regenerative Medizin setzt auf natürliche Mittel...

Bei all diesen Mitteln – mit Ausnahme von MSM, welches auf natürlicher Basis synthetisiert wird – handelt es sich um **Substanzen aus der Natur: Chondroitinsulfat wird aus tierischer Knorpelmasse gewonnen, Glucosamin aus Meeresfrüchten und Schlachtabfällen** sowie Hagebuttenpulver aus den Früchten bestimmter wilder Rosenarten extrahiert. Die Kenntnisse über den Nutzen dieser Substanzen setzen sich mittlerweile auch in der Allgemeinmedizin mehr und mehr durch – nicht über die Ärzteschaft wohlverstanden, sondern über die gut informierten Patienten.

Bloss am Rande sei hier erwähnt, dass die IKS – die Interkantonale Kontrollstelle für Heilmittel als Vorgängerin der schweizerischen Prüf-, Kontroll- und Registrierungsstelle Swissmedic – im Jahre 1996 allen Ernstes daran dachte, Glucosamin und Chondroitin als rezeptpflichtige Medikamente zu bezeichnen, weil dort offenbar niemand wusste oder zur Kenntnis nahm, dass es sich bei den beiden Substanzen um solche handelt, die auch in Metzgereiprodukten enthalten sind und zu jener Zeit schon seit Jahren in der Tiernahrung unter namentlicher Erwähnung zugelassen waren. **So führt denn die Ignoranz von Zulassungsbehörden häufig dazu, dass den Patienten neue Produkte und Methoden, die für deren Gesundheit eine wichtige Rolle spielen könnten, über Jahre hinweg vorenthalten werden.**

Damit sind wir auch schon mitten drin in der Thematik der Regenerationsmedizin. Denn bei all diesen vier Produkten handelt es sich um solche, die der Regeneration von Geweben und Organen dienen. Doch das ist nicht alles: Hätte man sich in den achtziger Jahren des letzten Jahrhunderts bereits ernsthaft mit dem Thema der Regeneration befasst, **so hätte man bereits vor einem Vierteljahrhundert erkennen können, dass es sich bei der Arthrose weniger um eine Abnützungs- als vielmehr um eine Mangelerscheinung handelt**, die unter anderem einen engen Bezug zu ernährungsphysiologischen Defiziten aufweist.

...und auf ein systematisches, behutsames Vorgehen

Nun würde allerdings eine behandelnde Fachperson, die ihr Wirken konsequent auf die regenerative Medizin ausrichtet, nicht gleich mit Nahrungssupplementen beginnen, sondern **zunächst einmal über die Stressdiagnose einsteigen**, sich ein Bild von der Belastung des Patienten machen und prüfen, ob dieser durch sein Leiden unter zusätzlichen Stress gerät. Falls der Patient unter Stress steht, wird er ihm zeigen, wie er seine neurovegetative Balance wiederherstellen und die Stress-Symptomatik abbauen kann.

Parallel zum Stresstest ist zu prüfen, **ob der Körper allenfalls übersäuert ist.** Denn auch die Übersäuerung kann zu den Ursachen von Gelenkbeschwerden zählen. Und im gleichen Zuge kann auch gecheckt werden, ob eventuell ein Gichtleiden vorliegt. Dieses weist eine ähnliche äusserliche Symptomatik wie die Arthrose auf. Sowohl Übersäuerung wie auch Gicht werden durch Ernährungsfehler ausgelöst und können durch eine meist einfache Ernährungsumstellung und/oder eine Supplementation mit adäquaten Nahrungsergänzungen korrigiert werden.

Zur Eingangsdiagnostik zählt – wie beim Mediziner konventioneller Observanz – auch die Messung und Beurteilung des Körpergewichts. Bei Übergewicht zählt auch hier die Reduktion zu den Massnahmen der Wahl. Und selbstverständlich wird **auch in der regenerativen Medizin die behandelnde Person den Patienten nicht einfach leiden lassen, sondern auch die Behandlung der Schmerzen zum Ziel seiner therapeutischen Hilfestellung machen.** Diese Schmerzbekämpfung kann mittels sanfter phytologischer Mittel – nämlich mit dem erwähnten Hagebuttenpulver – oder mit einer transdermal wirksamen cortisolhaltigen Salbe bzw. mit einer Injektion von feinkristallinem Cortisol bewerkstelligt werden. Wobei stets darauf zu achten ist, dass die Schmerzunterdrückung so gesteuert wird, dass der Patient Behandlungsfortschritte noch zumindest periodisch wahrzunehmen vermag. Dies ist umso wichtiger, als bisweilen Nervenenden in die Gelenke einwachsen, was bewirkt, dass der Schmerz trotz Behandlungserfolg anhält.

Nächster Schritt: Die **Überprüfung der Wirbelsäule**. Denn sehr häufig haben Probleme mit den Kniegelenken hier ihren Ursprung. Durch die Traktion wird sichergestellt, dass vom Rückgrat her die Gewichtsverteilung auf den unteren Extremitäten ausgeglichen ist und nicht eine Schonhaltung zu den Beschwerden führt. Diese systemische Behandlungsform nimmt – da sie mehrmals wiederholt werden muss und die Restitution des Gelenks auch einige Zeit braucht – üblicherweise mehrere Monate in Anspruch. **Eine Traktion der Wirbelsäule ist ab Alter 40 immer angesagt**, weil Gelenkprobleme in den unteren Extremitäten stets in stärkerer oder schwächerer Form mit Fehlstellungen des Rückgrats assoziiert sind.

Bessere Erfolgsaussichten durch ganzheitliches Vorgehen

Allenfalls kann sich im Rahmen einer erweiterten ganzheitlichen Behandlung auch ein Schwermetalltest aufdrängen. Denn Schwermetalle – die grösstenteils über die Nahrung aufgenommen werden und sich nach und nach im Körper ansammeln, da nur ein Teil davon wieder ausgeschieden werden kann – haben die Tendenz, Enzyme zu blockieren und dadurch die Aufnahme von Nährstoffen zu behindern. Das bedeutet, dass beim Wiederaufbau der Knorpelmasse nur ein Teil der zugeführten Aufbausubstanzen verstoffwechselt werden kann. Verläuft der Test positiv, müssen zunächst die Schwermetalle aus dem Körper entfernt werden. Auch dazu kennt die regenerative Medizin Produkte und Methoden, die dies ermöglichen.

Nach den entsprechenden Vorabklärungen und **nach der Schaffung optimaler Bedingungen für den Wiederaufbau der Knorpelmasse kann mit besten Aussichten auf Erfolg mit der Supplementation** der dafür geeigneten Nahrungsergänzungsmittel Chondroitinsulfat und Glucosamin sowie MSM begonnen werden. Das Therapiekonzept wird schliesslich abgeschlossen mit einem Bewegungsprogramm, welches die Patienten periodisch absolvieren sollten und welches eine gleichmässige Beanspruchung der Gelenke gewährleistet.

Werden diese Vorgehensweisen konsequent eingehalten, so kann ein Patient innerhalb von 6 bis 12 Monaten komplett beschwerdefrei werden. Bedingung ist allerdings, **dass der Patient den Heilungsprozess aktiv unterstützt, dass noch genügend Restknorpelmasse besteht**, auf der die Regeneration aufgebaut werden kann und dass nicht bereits die Knochen aufeinander stossen und der Erosion preisgegeben sind. Andernfalls kann sich doch noch ein Gelenkersatz oder eine andere restitutive Massnahme chirurgischer Natur aufdrängen. Durch die genannten Massnahmen dürfte der Patient aber zum Zeitpunkt der Operation so gut konditioniert sein, dass beste Aussichten auf einen erfolgreichen Eingriff und auf eine langlebige Lösung bestehen.

Wie aus dem Beispiel erkennbar ist, sind die Behandlungsformen der regenerativen Medizin auf den ganzen Menschen gerichtet. Sie vermeiden zudem unerwünschte Nebenwirkungen und fokussieren ihre Hilfestellungen darauf, für die Betroffenen optimale Bedingungen zu schaffen, damit sich deren Organismus selber helfen kann. Dabei gibt sie sich auch nicht a priori mit palliativen Ansätzen zufrieden, sondern richtet ihr Engagement immer auf die Heilung, die Restitution (d.h. die Wiederherstellung) und die Rehabilitation der Patienten aus.

Schlüsselorgan Stammhirn

Gesundheit ist eine Frage des neurovegetativen Gleichgewichts

Bei der ärztlichen Ausbildung kommt dem Stammhirn des Menschen in der Regel bloss eine untergeordnete Bedeutung zu, obwohl dieses Organ für die selbsttätig ablaufenden und sich automatisch regulierenden Prozesse im Körper eine zentrale und entscheidende Rolle spielt. Was aber sind dies für Funktionen, die diesem Schlüsselorgan des menschlichen Körpers – vor allem aber dem vegetativen Nervensystem, welches hier seinen Sitz hat – seine absolut vorrangige und existenzbestimmende Rolle zuweisen? Das neurovegetative System des Menschen ist faktisch das „Betriebssystem" seines Organismus´. Es regelt alle selbsttätigen Funktionen des Körpers – wie beispielsweise Herzfrequenz, Verdauung und Metabolismus, Körpertemperatur, pH-Wert des Blutes, Entgiftungssystem etc. Das System besteht aus den beiden Polaritäten Sympathikus und Parasympathikus. Ersterer tritt in Funktion, wenn der Organismus gefordert wird und über alle Ressourcen verfügen muss, wogegen letzterer die regenerativen Prozesse in den Erholungsphasen steuert. Befinden sich die beiden „Gegenspieler" über längere Zeit nicht in der richtigen

Balance und bleiben die regenerativen Kräfte aus, so sind gesundheitliche Probleme nicht zu vermeiden.

So funktioniert unser vegetatives Nervensystem

Wenn der Mensch einen schnellen Schritt einschlägt und wenn es dazu noch bergauf geht, so steigen Puls- und Atemfrequenz, ohne dass er diese Funktionen wissentlich und willentlich steuern muss. Denn **die Sensoren im Körper signalisieren, dass die Muskeln mehr Sauerstoff benötigen. Also muss die Lunge mehr Luft pumpen, das Hämoglobin im Blut mehr Sauerstoff aufnehmen und der Blutfluss beschleunigt werden**, damit mehr Sauerstoff zu den Mitochondrien der Muskelzellen gelangt und diese ihre höhere Leistung erbringen können, die der Mensch dadurch von ihnen fordert, dass er sich zu seinem kraftzehrenden schnellen Gang entschieden hat.

Zugleich werden auch die Glykolspeicher in der Leber aktiviert, damit der Herzmuskel und die Beinmuskulatur nebst dem nötigen Sauerstoff auch mit dem Brennstoff versorgt werden, die sie zu ihrer Leistung benötigen. Eine recht komplexe Geschichte also, die völlig selbsttätig abläuft, **im Rahmen eines sich selbst regulierenden Systems, welches den menschlichen Organismus perfekt steuert und dafür sorgt, dass genau so viel Energie freigesetzt und an die richtige Stelle transportiert wird, wie vor Ort benötigt wird.** Nicht mehr und nicht weniger.

Ein anderes Beispiel: Wenn wir an der Sonne liegen und uns von deren prallem Schein aufwärmen lassen, so werden bald einmal die Schweissdrüsen aktiviert, damit durch die Verdunstung der austretenden Flüssigkeit die Haut vor Verbrennung geschützt wird. Dieser Mechanismus wird auch bei grossen physischen Anstrengungen und im richtigen Verhältnis zur Aussentemperatur in Gang gesetzt, um **den Körper vor Überhitzung zu schützen. Auch dies völlig selbsttätig und ohne dass wir dabei gedanklich nachhelfen müssen.**

Oder wenn unsere Hand unerwartet mit einem heissen Gegenstand in Berührung kommt, so zuckt sie zurück, ohne dass dafür ein Befehl des Grosshirns vorliegt – im Gegenteil: Das Ereignis wird erst hinterher wahrgenommen. **Oder wenn wir umgekehrt ans Essen denken, so wird aus der Gallenblase Gallensäure bereitgestellt, der Speichel beginnt zu fliessen** und der Magen stellt schon mal Verdauungssäfte bereit in der Erwartung, dass es in Kürze etwas zu verarbeiten gibt. Diese „Konditionierung" wurde erstmals vom russischen Forscher Iwan Petrowitsch Pawlow mit dem legendären „pawlowschen Hund" nachgewiesen.

Das Stammhirn – „Zentralcomputer" des menschlichen Organismus

All diese Aktivitäten werden vom vegetativen Nervensystem nicht nur völlig automatisch ausgelöst, sondern in der Folge im Rahmen äusserst komplexer interaktiver Prozesse auch reguliert, in Gang gehalten und danach wieder zurückgefahren oder gestoppt. **Es ist deshalb zweifellos richtig, das Stamm- und nicht das Grosshirn als „Zentralcomputer" des menschlichen Organismus zu bezeichnen.** Denn: Wenn Teile des Grosshirns als Folge eines Unfalls oder eines Blutgerinnsels ausfallen, so führt dies nicht zwingend zum Tod des Menschen, sondern zu Lähmungen oder zur Stilllegung bestimmter Körperfunktionen wie beispielsweise des Gehörs oder der Sprache. Fällt demgegenüber das Stammhirn aus, so ist der Exitus unvermeidlich.

Warum aber, um alles in der Welt, widmet die Schulmedizin diesem wohl lebenswichtigsten aller Organe so wenig Aufmerksamkeit? Der Grund liegt ganz einfach darin, dass **das neurovegetative System bislang als völlig autonom, nicht analysierbar und auch nicht beeinflussbar galt.** Deshalb war es für die Medizin – die sich primär für Dinge interessiert, die sie diagnostizieren und auf die sie Einfluss nehmen kann – auch nicht von grossem Interesse. Dies um so weniger, als das VNS auch das „autonome Nervensystem" genannt wird.

Allerdings hat man auch in unseren Breitengraden schon lange Kenntnis davon, **dass die fernöstliche Medizin von einer gewissen Beeinflussbarkeit dieses Systems ausgeht**, von dem man dort weiss, dass durch meditative Techniken sehr wohl Einfluss darauf genommen werden kann. Dies allerdings nicht in einem präzisen und reproduzierbaren Sinne, wie es dem mechanistischen Bild der Schulmedizin vom Menschen entspricht. Deshalb fanden auch fernöstliche Erkenntnisse kaum Eingang in die medizinischen Lehren der „Alten Welt".

Anderseits gab es aber auch in der „modernen" Medizin immer wieder kritische Köpfe, die sich in der Form von Ansätzen zu einer kybernetischen Medizin der Steuerung und Regulation des Organismus durch das neurovegetative System annahmen – wie beispielsweise der im vorangehenden Kapitel erwähnte legendäre **Rudolf Virchow, der diese übergeordnete Funktion des Stammhirns und seines „Betriebssystems" klar erkannte**. Von diesen Köpfen ging denn auch die Idee aus, dass man in der Medizin völlig neue Ansätze entwickeln müsste und in der Therapie zu höherer Effizienz finden könnte, wenn es gelänge, sich dem Organ analytisch und diagnostisch zu nähern.

Sympathikus und Parasympathikus – die polaren Subsysteme des VNS

Immerhin weiss man auch in der Schulmedizin – zumindest in groben Zügen – über Aufbau und Funktionsweise des neurovegetativen Systems seit Langem Bescheid, und zwar wie folgt: Das vegetative Nervensystem bildet eine Polarität: **Auf der einen Seite befindet sich der Sympathikus, welcher den Menschen befähigt, umgehend auf alle Situationen im Sinne der Selbsterhaltung zu reagieren** – getreu dem im Stammhirn angelegten archaischen Muster von Angriffs- und Fluchtverhalten.

Wird der Sympathikus aktiviert, so werden alle Funktionen unseres Organismus, die nicht für das kurzfristige Überleben benötigt werden, mehr oder minder stark reduziert oder gar kurzfristig ausgeschaltet. Zu diesen Funktionen gehören alle inneren Aktivitäten, die mit Regenerations- und Heilungsprozessen verbunden sind, einschliesslich des Immunsystems.

Die Polarität, die für die Aufrechterhaltung dieser Funktionen sorgt, heisst Parasympathikus oder vagales System. **Gesundheit erfordert eine Balance zwischen diesen beiden Polen, die beide lebenswichtige Aufgaben erfüllen.** Es ist nachvollziehbar, dass ein längeres bzw. anhaltendes Ungleichgewicht zwischen Sympathikus und Parasympathikus zu gesundheitlichen Störungen führen muss. Dies ist insbesondere dann der Fall, wenn über längere Zeit hinweg oder permanent eine Überaktivität des Sympathikus vorliegt, die die regenerativen Prozesse auf Dauer einschränkt oder blockiert.

Ein Organismus, der sich nicht regenerieren kann, reagiert früher oder später mit gesundheitlichen Störungen. Das reicht von der höheren Anfälligkeit für Infektionen der oberen Atemwege über die multiplen, zur Chronifizierung neigenden Krankheiten des rheumatischen Formenkreises bis hin zu den Krebserkrankungen. In der medizinischen Praxis werden solche Erkrankungen in der Regel symptomatisch behandelt, da konkrete Hinweise auf die eigentlichen Ursachen fehlen. Und auch eine noch so differenzierende konventionelle Diagnostik gibt zwar Auskunft über die Art und Schwere der Erkrankung, nicht aber über deren effektive Ursachen.

Wo Stress entsteht...

Nun hat es sich zwar **längst herumgesprochen, dass Stress zu den Auslösern mancher Krankheiten zu zählen sei.** Dass Stress aber seinerseits als Folge eines sich im Dauer-Ungleichgewicht befindlichen vegetativen Nervensystems zu betrachten ist und dass hier die **eigentlichen Ursachen für viele persistierende Krankheiten und schlechte Behandlungserfolge liegen**, ist in dieser absoluten Form eine neue und noch kaum verbreitete Erkenntnis. Vor allem blieb diese der konventionellen Medizin verborgen, da deren Heilungsbemühungen ja auf die Behandlung des kranken Organs fokussiert sind und nicht auf die Ursachen, die zu diesen Defizienzen geführt haben.

Leider hat die Unkenntnis über diesen Sachverhalt auch dazu geführt, dass sich in der Humanmedizin westlicher Prägung eine recht strenge Trennung zwischen somatischen Therapieformen auf der einen und psychischen auf der anderen gebildet hat. So wird die ganze Stressthematik heute klar der Psychiatrie und der Psychotherapie zugeordnet, obwohl es hier starke Wechselwirkungen gibt, die ein interdisziplinären Denken und Handeln erfordern würden.

Zwar spricht man schon lange von „psychosomatischen Leiden" – vor allem dort, wo der behandelnde Arzt kein somatisches Versagen entdecken und nachweisen kann. Dann werden **die Betroffenen bei persistierenden Leiden ohne erkennbare Ursache dem Psychologen oder Psychiater überwiesen**, der zwar feststellt, dass der Patient unter Druck steht, sich aber nur anhand einer meist diffusen Symptomatik an die Probleme der Patienten herantasten kann.

Nun verhält es sich allerdings so, dass Gesundheit wie Krankheit einem multifaktoriellen Geschehen unterliegen. Dabei **gilt es zu unterscheiden zwischen äusseren und inneren Faktoren oder Signalumgebungen.** Zu den äusseren zählen beispielsweise gesunde und nährstoffreiche Nahrungsmittel und eine gute Vitalsituation auf der positiven sowie toxische Belastungen, Strahlung und Elektrosmog wie auch akustische Belastungen auf der negativen Seite. Umgekehrt wird die innere Signalumgebung von Faktoren bestimmt, die in der Struktur, der Historie und der Entwicklung der einzelnen Persönlichkeit liegen. Denkgewohnheiten, Verhaltensmuster, emotionale Stabilität oder Labilität gehören ebenso dazu wie die Nachwirkung traumatischer oder positiv motivierender Erlebnisse.

Das „neurobiologische Dreieck" und dessen Bedeutung für unsere Gesundheit

Die Charakteristiken dieser individuellen, inneren Signalumgebung entscheiden letztlich darüber, wie weit Gegebenheiten im äusseren Signalumfeld – beispielsweise Disharmonien und Konflikte im privaten oder beruflichen Umfeld – sich zu Stressfaktoren auswachsen und – je nach deren Intensität und Dauer – zu wesentlichen bis bestimmenden Aspekten und Ursachen für chronische Erkrankungen werden. **An der Verbindungsstelle zwischen innerer und äusserer Signalumgebung nun steht als eine Art "Interface" das vegetative Nervensystem.**

Wegen des departementiellen Denkens in der Medizin fanden die Bereiche der Physis und der Psyche bislang nicht zueinander, obwohl zwischen den beiden Disziplinen starke Interaktionen bestehen. Denn: Wenn man das Denken mit dem zentralen Nervensystem (ZNS) und das Fühlen mit dem vegetativen Nervensystem (VNS) miteinander in Verbindung bringt, so wird **offensichtlich, dass die körperlichen interaktiven Regulationsprozesse eine Komplexität bilden,** die der durch seine Arbeiten zur Bewusstseinsforschung bekannt gewordene portugiesische Neurowissenschaftler Antonio Damasio als **„neurobiologisches Dreieck"** bezeichnet.

Dieses findet seine Ergänzung in der „Polyvagal-Theorie" des an der Universität von Illinois ín Chicago lehrenden Prof. Dr. Stephen Porges, der dort das „Gehirn-Körper-Zentrum" leitet. Seine Polyvagal-Theorie liefert die Grundidee für ein Forschungsprogramm, welches den klinischen Wert neurobiologischer Erkenntnisse untersucht und sie für Anwendungsmöglichkeiten in der Praxis nutzbar zu machen versucht. Diese Untersuchungen haben unter anderem **die Erkenntnis hervorgebracht, dass der Spielraum für soziales Verhalten durch die körperliche Verfassung des Individuums beeinflusst wird.**

Alle bisherigen Untersuchungen in dieser Richtung zeigen, dass **zur Beurteilung von Krankheitsursachen die psychischen nicht von den physischen Faktoren getrennt werden dürfen,** und dass im Umkehrschluss therapeutische Konzepte auch auf die massgeblichen Signalumgebungen bzw. auf psychische Faktoren abgestellt werden müssen. Pointiert ausgedrückt bedeutet dies, dass eine Medizin, die – vor allem bei komplexeren und schwereren sowie chronischen Leiden – sich auf die Krankheit fokussiert und nicht auch die psychischen Einflüsse in die Behandlungskonzepte mit einbezieht, im Grunde genommen auf verlorenem Posten steht. Jedenfalls dann, wenn das Ziel ihres Engagements darin besteht, die Patienten wieder gesund zu machen.

Schon die alten Griechen und Römer...

Diese Forderung ist übrigens auch für den westlichen Kulturkreis nicht neu: Schon in der Antike stellte der römische Dichter Juvenal (60-127 n.Chr.) in einer seiner Satiren das Postulat auf: **„Orandum est ut sit mens sana in corpore sano". Oder auf deutsch: Man muss dafür beten, dass ein gesunder Geist in einem gesunden Körper sei.** Dieser Satz, der nahezu jedem Lateinschüler geläufig sein dürfte, ist heute aktueller denn je.

Voraussetzung für die diagnostische und therapeutische Zusammenführung physischer und psychischer Faktoren bildet allerdings die Option, sich Zugang zum Vegetativen Nervensystem des Menschen zu verschaffen, ihm selbst Einblick in seine neurovegetative Befindlichkeit und die daraus resultierende Regulationsleistung zu bieten und ihm das nötige Rüstzeug zur positiven Beeinflussung des „neurobiologischen Dreiecks" zu vermitteln.

Im Fokus: die neurovegetative Regulation

Neurovegetative Regulationsdiagnostik und respiratorische Modulation öffnen die Tür zu einer höheren präventiven und therapeutischen Effizienz

Seit vielen Jahren schon postulieren Exponenten der kybernetischen Medizin – einer noch wenig bekannten medizinischen Disziplin, die sich der Steuerungsmechanismen und des Regulationssystems im menschlichen Körper annimmt – den diagnostischen Zugang zum Stammhirn und damit zum vegetativen Nervensystem, welches bislang zumindest in der westlichen Medizin als völlig autonom und nicht gezielt beeinflussbar galt. Dieser Durchbruch zur geheimnisvollen Schaltzentrale des Menschen ist nunmehr gelungen – gänzlich unspektakulär und getragen von einem Team von Wissenschaftlern aus der ehemaligen DDR. Das unter der Bezeichnung „neurovegetative Regulationsdiagnostik" entwickelte System misst anhand einiger biometrischer Schlüsseldaten Stressbelastung, Stressreaktion und Stresstoleranz der Probanden nach wissenschaftlichen Kriterien in Ruhe und unter Belastung. Die Resultate werden digital und grafisch auf einem Bildschirm dargestellt, der auch für die Probanden einsehbar ist.

Das System kann sowohl im diagnostischen wie auch im Monitoring-Modus betrieben werden; letzteres ermöglicht den Probanden ein Atemtraining, mit welchem sie lernen, ihre neurovegetative Regulation zu beeinflussen.

Neu: Die neurovegetative Regulation wird messbar

In über 30-jähriger Forschungs- und Entwicklungsarbeit wurde **ein diagnostisches System geschaffen, mit welchem das „Controlling" bzw. die Steuerung des menschlichen Organismus durch das vegetative Nervensystem so weit offengelegt und interpretiert werden kann, dass sich daraus verwertbare Aussagen über den Zustand und die Qualität der individuellen Regulation treffen lassen.** Die Bedeutung dieser neuen diagnostischen Option ergibt sich daraus, dass gesundheitliche Störungen stets einen Bezug zur Regulation haben – und dies sowohl in der Sensorik wie auch in der Signalübertragung und in der Steuerung, die zusammen jenes hochdifferenziert und selbsttätig arbeitende Regelsystem ergeben, ohne dessen Funktion ein menschliches Leben undenkbar wäre.

Gemessen wird mit diesem neuartigen System unter dem Begriff der neurovegetativen Regulationsdiagnostik die menschliche Regulation in Ruhe und unter Stress. Schon die Messung „in Ruhe" liefert klare Indizien dafür, ob sich die Regulation der Probanden in einem normalen Rahmen bewegt und die ihr zugedachten Funktionen vollumfänglich wahrnehmen kann oder ob und wie sehr sie durch die Wirkung oder Nachwirkung lang anhaltender Stressphasen in ihrem Wirken beeinträchtigt ist. Die entsprechende Kapazität und (Rest-)Dynamik wird in Prozentzahlen dargestellt, welche aufzeigen, ob die entsprechenden Werte im Normalbereich liegen oder wie stark sie davon abweichen. **Danach wird mittels eines Stresstests gemessen, wie das System auf Einflüsse reagiert, die den Probanden von aussen unter Druck setzen.**

Nun muss man allerdings wissen, dass eine schwache Regulation in der Regel gleichzusetzen ist mit einer hohen Stressbelastung. Denn **Stress ist letztlich nichts anderes als eine dauerhafte Überstrapazierung des Sympathikus auf Kosten der regenerativen Kräfte und des Immunsystems, die vom Parasympathikus gesteuert werden.** Will heissen: Ein Mensch, der mit Drucksituationen nicht umzugehen weiss, diskriminiert sein regeneratives Potenzial und hemmt jene ausgleichenden Funktionen, die seinen Körper in der Balance halten.

Um auch hier wieder den zwar unpassenden, aber aussagekräftigen Vergleich mit der Computerwelt zu bemühen (unpassend deshalb, weil der Mensch ja keine Maschine ist), so sind Dauerstress und schwache Regulationsleistung gleichzusetzen mit dauernden Störfaktoren oder so genannten „Bugs", die auf die Software des Organismus negativ einwirken und überall ihre Spuren hinterlassen, seine Reaktionen dadurch immer mehr verlangsamen und nach und nach dazu führen, dass das Betriebssystem funktionsunfähig wird. **Wobei Funktionsunfähigkeit beim menschlichen Körper so zu verstehen ist, dass der Organismus sich nicht mehr gegen krankmachende Einflüsse und deren Chronifizierung zu Wehr zu setzen vermag.**

Mit dem System zur neurovegetativen Regulationsdiagnostik steht somit zugleich **der erste nach wissenschaftlichen Kriterien arbeitende Stresstest zur Verfügung.** Konkret: Der so genannte "Proof of Concept" des Systems konnte inzwischen in zahlreichen schlüssigen Vergleichsmessungen erbracht werden. Die ermittelten Messwerte erwiesen sich als zuverlässig und reproduzierbar (Hauptkriterium zur Erfüllung des Anspruchs der Wissenschaftlichkeit); die Auswertungen als aussagekräftig und praktisch umsetzbar.

Die multiplen Nutzungsoptionen des Systems

Dass das neue System die Voraussetzungen erfüllt, um die Effizienz und Werthaltigkeit der klassischen wie auch der komplementären Medizin in Prävention und Therapie nachhaltig zu stärken, zeigt sich unter anderem in der eindrücklichen Bandbreite seiner Einsatzmöglichkeiten, als da sind:

- *Frühwarnsystem:* Lange bevor irgendwelche gesundheitlichen Konsequenzen einer neurovegetativen Dysbalance spürbar werden, lassen sich bereits Aussagen darüber treffen, ob sich der Organismus im Gleichgewicht befindet oder ob mittel- oder langfristig die Gefahr negativer Konsequenzen aus einer dauerhaft einseitigen Überaktivität besteht.

- *Elektrosmog-Indikator:* Die Analyse vermittelt auch Hinweise auf Ursachen persistierender Stressbelastung – so zum Beispiel auf eine Belastung durch elektromagnetische Strahlung, welche in der Folge durch technische Massnahmen beseitigt werden kann.

- *Gesundheits-Check:* Der von vielen Ärzten angebotene und von manchen Krankenkassen mitfinanzierte Gesundheits-Check lässt sich mit der Komponente der neurovegetativen Diagnose ungleich präziser und aussagekräftiger gestalten, als dies mit dem meist vagen Interpretieren von Laborwerten möglich ist. Dies umso mehr, als bei Verdacht auf potenzielle Störungen immer noch differentialdiagnostisch nachgefasst werden kann und sich entsprechende Risiken genauer definieren und eingrenzen lassen.

- *Einstiegs-Diagnose im Krankheitsfall:* Als Initialdiagnostik ist die neurovegetative Regulationsdiagnose ratsam bzw. indiziert – insbesondere dann, wenn diffuse Krankheitsbilder oder solche therapieresistenter Patienten vorliegen und sich ein fundierter diagnostischer Ansatz aufdrängt. Die Regulationsdiagnose vermittelt dabei nicht nur Indizien zu einzelnen Ursachen, sondern lässt zugleich Schlüsse zu über den Verlauf und die Heilungschancen.

- *Begleitdiagnostik bei schweren Krankheiten* wie beispielsweise bei chronischen Herz-Kreislauf-Insuffizienzen oder Krebs, aber auch bei chronifizierten Krankheiten wie zum Beispiel bei schwereren Leiden des rheumatischen Formenkreises, bei Fibromyalgie oder Multipler Sklerose. Hier kann die neurovegetative Regulationsdiagnostik Wege aufzeigen, wie selbst ein scheinbar unaufhaltsamer Krankheitsverlauf noch günstig beeinflusst werden kann.

- *Monitoring:* Mit dem System lässt sich der Therapieverlauf periodisch überprüfen – und zwar nicht nur auf rein somatischer, sondern auch auf interaktiver somatisch-psychischer Ebene. Die objektive, plastische ad-hoc-Darstellung eines positiven Verlaufs wirkt zudem auf Patienten motivierend.

Einzelne dieser Aspekte und Einsatzbereiche verdienen es, noch einer näheren Betrachtung unterzogen zu werden –- so insbesondere die Aspekte der Frühindikation, der Begleitdiagnostik bei schweren und chronischen Krankheiten, aber auch der hier nicht erwähnte direkte Einbezug der Patienten oder Probanden beim Monitoring, d.h. bei der Beobachtung ihrer Regulationsleistung, die sie am Bildschirm unmittelbar und fachkundig kommentiert mitverfolgen können.

Optimaler Einbezug der Patienten

Dieses Self-Monitoring ist sowohl für die Stress-Prävention wie auch für den Stress-Abbau **eine äusserst wertvolle Einrichtung, gestattet sie es doch den Probanden und Patienten, die Funktionsweise ihrer Regulation am Bildschirm mitzuverfolgen**. Dadurch kann ihnen ein Sachverhalt, der in mündlicher Form nur schwer herüberzubringen ist, optimal vermittelt und verständlich gemacht werden. Denn wie soll sonst eine Person zur Stressprävention motiviert werden, wenn sie diese gleichsam „ins Blaue hinein" betreiben müsste, zumal sie sich noch in keiner Art und Weise gestresst fühlt? **So aber sieht sie am Bildschirm, dass bereits eine leichte Überbelastung besteht und dass sie durchaus etwas tun kann, um solche Einwirkungen zu vermeiden.**

Damit eröffnet die neurovegetative Regulationsdiagnostik erstmalig die Chance, Personen, die Gefahr laufen, in ihrem beruflichen oder privaten Umfeld unter erhöhten psychischen Druck zu geraten, bereits in einer Frühphase, in der sie noch völlig symptomfrei sind, für das Problem zu sensibilisieren. Denn am Bildschirm kann von der Fachperson, die die Messung durchführt, nicht nur der Ist-Zustand erklärt und auf

Gefahrenpotenziale hingewiesen werden, sondern **durch die zweite Messung unter Stressbedingungen erfährt der Proband auch, wie er auf entsprechende Einflüsse reagiert. Und er sieht, wie er darauf im Interesse seiner Gesundheit besser reagieren kann.** Wenn Stressprävention auf diese Weise betrieben werden kann, so bestehen beste Aussichten auf jene viel beschworene Breitenwirkung, die die Fachwelt heute noch vergeblich sucht.

Ähnlich verhält es sich, wenn eine Regulationsdiagnose bei Personen durchgeführt werden kann, die an einer schweren und/oder chronischen Krankheit leiden. Diesen Patienten kann am Bildschirm gezeigt werden, dass Stress Ursache, Teil oder Resultat ihrer Erkrankung ist und dass **reelle Heilungsaussichten vor allem dann bestehen, wenn es gelingt, die Regulation wieder in die richtigen Bahnen zu lenken. Denn Stress steht praktisch jedem Therapieerfolg im Wege.** Somit steht Stressbekämpfung bei Menschen mit schweren Krankheiten vor allem im Dienste der Wiederherstellung ihrer Therapiefähigkeit.

Respiratorische Modulation hilft Stress abbauen...

Nun ruft die erstmals gegebene Option, Stress nach wissenschaftlichen Kriterien nachweisen und quantifizieren zu können, fast zwingend der Frage, was denn konkret getan werden könne, um der Diagnose auch Taten folgen zu lassen. Hier wollte es der Zufall, dass durch die Begegnung und Zusammenarbeit der Erfinder der neurovegetativen Regulationsdiagnostik mit engagierten Atemtherapeuten ein überzeugender Lösungsansatz gefunden werden konnte: **Unter dem Begriff „respiratorische Modulation" wurde eine autotherapeutische – d.h. von den Probanden selbst anwendbare – Methode entwickelt, mit welcher es den von**

Ungleichgewichten in ihrer vegetativen Steuerung Betroffenen gelingt, Sympathikus und Parasympathikus in die Balance zu bringen.

Dies ist insofern eine neue Erkenntnis, als man ja – wie bereits eingangs dargestellt – in der westlichen Medizin bislang davon ausging, dass das vegetative Nervensystem vom Menschen nicht direkt und vor allem auch nicht gezielt, sondern bloss indirekt beeinflusst werden könne; so insbesondere durch verhaltensmodifizierende Massnahmen und meditative Techniken fernöstlicher Provenienz. Nun zeigt jedoch die im Monitoring-Modus und in Echtzeit eingesetzte neurovegetative Regulationsdiagnostik, dass spezifische, auf die Korrektur einer ungenügenden Regulation ausgerichtete **Atmungstechniken die beiden Polaritäten des vegetativen Nervensystems durchaus wieder in die Balance zu bringen vermögen.**

Konkret bedeutet dies, dass unter lang anhaltendem oder dauerndem psychischem Druck stehende Personen durch die Anwendung einer nach ihren Bedürfnissen gestalteten Atmungstherapie die **Möglichkeit erhalten, Stress zu vermeiden bzw. zu kompensieren und damit einen erhöhten Schutz vor Burnout und stressbedingten Krankheiten zu erzielen.** Und darüber hinaus besteht für sie die Chance, den Verlauf von Krankheiten, die durch Stress entstanden sind oder deren Verlauf von diesem begünstigt wurde, gleichsam autotherapeutisch positiv zu beeinflussen oder gar im Verein mit anderen therapeutischen Massnahmen zu heilen. Solche in der praktischen Medizin als "Spontanremissionen" bezeichnete Heilungsprozesse sind sowohl auf die Wiedergewinnung des regenerativen Potenzials wie **auch auf die Deblockierung eines durch Stress faktisch immobilisierten Immunsystems** zurückzuführen.

Diese **Wirkung wird übrigens bestätigt durch den jüngsten Gesundheitstrend, der unter dem Begriff der „Achtsamkeit"** eine immer grössere Anhängerschaft findet und in dessen Methodenpalette die Atmungstechnik einen hohen Stellenwert erhält. Entsprechende „Achtsamkeitsübungen" bewähren sich nach Aussage der in diesem Bereich tätigen Therapeuten vor allem **bei Depressionen – wo sie insbesondere Rückfälle zu vermeiden vermögen – sowie bei chronischen Leiden und vor allem bei Stress**, wo sie einen raschen Abbau bewirken können.

Nun dürfte allerdings die Stress-Symptomatik in der Mehrzahl der Fälle weniger auf ein Überhandnehmen der Stress verursachenden Ereignisse als vielmehr auf einen ungenügenden Stress-Abbau in den Ruhestunden der Nacht zurückzuführen sein. Dies als Folge der heute in den meisten Schlafräumen festzustellenden elektromagnetischen Felder, die den Sympathikus des vegetativen Nervensystems auf Trab halten und umgekehrt den Parasympathikus, – welchem die Aufgabe eines eigentlichen körpereigenen Stressabbau-Systems zufällt – an der Wahrnehmung seiner Aufgabe hindern. Wo immer dieser Sachverhalt festgestellt wird, sind **zunächst die Schlafräume einer elektromagnetischen Hygienisierung zu unterziehen**, was sich in der Regel zu erstaunlich niedrigen Kosten bewerkstelligen lässt.

...und stellt die Therapiefähigkeit mancher Patienten wieder her

Selbst wenn eine Krankheit bereits weit fortgeschritten ist und eine Spontanremission nicht zu erwarten steht, können die elektromagnetische Sanierung der Schlafräume und die auf die Wiedergewinnung der neurovegetativen Balance gerichtete Atmungstechnik von grossem Nutzen sein. **Denn**

Stress kann nicht nur Krankheiten generieren und auslösen, sondern auch Patienten therapieresistent machen. Letzteres ist ein Phänomen, über das leider noch kaum gesprochen wird, welches aber ein wichtiger Aspekt bei der Beantwortung der Frage sein dürfte, weshalb bei identischen Krankheitsbildern ein und dasselbe Therapiekonzept beim einen Patienten Wirkung zeigt und beim anderen nicht.

Jedenfalls zeigt sich dadurch eine neue **Chance für Patienten, die an chronischen Krankheiten leiden und denen von der konventionellen Medizin keine Chance auf Heilung mehr eingeräumt wird**, sondern die auf die palliative Schiene abgeschoben werden: Durch das erprobte Tandem von neurovegetativer Regulationsdiagnostik und Monitoring auf der einen und respiratorischer Modulation sowie technischen Sanierungen von belasteten Räumen auf der anderen Seite haben sie heute die Möglichkeit und die Chance, ihrer Leidensgeschichte eine Wendung zum Besseren zu geben.

Stress – Krankheit oder Indikator?

Gesundheitliche Störungen sind meist direkt oder indirekt mit Stress assoziiert – insbesondere die chronischen.

Untersuchungen über die Zusammenhänge zwischen psychischem Druck und Krankheitsanfälligkeit haben ergeben, dass rund 80 % aller gesundheitlichen Störungen und über 95% aller chronischen Krankheiten mit Stress assoziiert sind. Stress – früher salopp auch als „Manager-Krankheit" bezeichnet – zählt mittlerweile in den Industrienationen zu den schlimmsten Geisseln der Menschheit. Stellt sich somit zunächst einmal die Frage, wie denn Stress medizinisch einzustufen sei. Handelt es sich um eine Krankheit oder bloss um eine spezifische Befindlichkeit? Genau genommen ist Stress lediglich ein Belastungs-Indikator, der in den nächtlichen Ruhestunden wieder abgebaut wird. Findet dieser Abbau nicht oder nicht in ausreichendem Masse statt, so summieren sich die Stress-Einwirkungen nach und nach zu einem persistierenden und danach zu einem pathogenen (d.h. krankheitsauslösenden) Stress. Erst der letztere führt zu ernsthaften gesundheitlichen Störungen, die von der diffusen Befindlichkeitsstörung bis zum chronischen

Leiden und zur lebensbedrohenden Krankheit führen können.

Für die Psychotherapie ist Stress ein Wirtschaftsfaktor

Die Psychotherapie hat diese Frage bereits für sich entschieden. **Stress ist aus ihrer Sicht der Dinge wenn auch nicht zwingend eine Krankheit, so doch zumindest eine Krankheits-Vorstufe, welche dringend behandelt werden müsse**. Nun tut die Branche dies natürlich nicht ganz uneigennützig. Denn eine Behandlungsbedürftigkeit von Stress durch Psychiater und Psychologen verschafft der Berufsgattung natürlich einen nicht enden wollenden Strom von Patientinnen und Patienten – Tendenz steigend.

Pragmatisch betrachtet ist Stress jedoch alles Andere als eine Krankheit. Vielmehr handelt es sich um eine völlig natürliche Reaktion des Körpers auf psychischen Druck, der nach dem archaischen Muster von Angriff und Verteidigung funktioniert – und zwar in dem Sinne, **dass das vegetative Nervensystem den Sympathikus aktiviert, der den Körper gleichsam in einen Zustand erhöhter Alarmbereitschaft und rascherer Reaktionsfähigkeit versetzt**. Umgekehrt werden alle Vorgänge ausgeschaltet, die nicht diesem Ziel dienen – so namentlich die regenerativen Funktionen wie auch das Immunsystem, aber auch gewisse Steuerungsaufgaben, die mit der Verdauung assoziiert sind.

Ist die Ursache des Drucks verschwunden und wieder Beruhigung angesagt, so wird der Sympathikus deaktiviert und die Stress-Symptome verschwinden. **Probleme entstehen erst dann, wenn der Sympathikus wegen nicht nachlassenden psychischen Drucks über längere Zeit**

aktiviert bleibt. Denn der Sympathikus blockiert seinen Gegenpart, den Parasympathikus, der für die Steuerung der regenerativen Funktionen und des Immunsystems zuständig ist. Bleiben diese während längerer Zeit ausgeschaltet, so kann sich der Organismus nicht erholen und verbleibt in einem Stresszustand. Und lange andauernder Stress wiederum – der sich auch in der Nacht fortsetzen und verhindern kann, dass die Betroffenen zu einem erholsamen Schlaf finden – führt früher oder später zu ernsthaften Störungen der Befindlichkeit.

Anhaltender Stress verhindert also, dass der Körper seine regenerativen Kräfte entfalten kann. Bleibt dieser Zustand über lange Zeit bestehen und befindet sich der Mensch im Dauerstress, so wird er tatsächlich anfällig für gesundheitliche Störungen aller Art, die nach und nach bis hin zu schweren und chronischen Erkrankungen führen können. **Stress blockiert dabei nicht nur die Erholung, sondern er ist zugleich ein Energieräuber, welcher auf die Leistungsfähigkeit drückt.** Verfügt der Körper über keine Energiereserven mehr, so kommt es zum sogenannten „Burnout".

Stress als Summe multiplen Drucks und vieler Störungen

Stress wird fälschlicherweise oft als „monokausales" Phänomen betrachtet, getreu dem früheren Begriff der „Managerkrankheit" der die Ursache vor allem am Arbeitsplatz der Betroffenen sieht. Diese Darstellung hat bisweilen auch politische Hintergründe, was leider auch die Sicht auf das eigentliche Ursachen-Spektrum vernebelt. Denn **Stressquellen beschränken sich keineswegs auf den Arbeitsplatz**, sondern sie erstrecken sich auch auf den privaten Bereich – auf die Familie, die Freizeitbeschäftigungen und auf freiwillig übernommene Funktionen aller Art. **So können auch Fernsehen und Zeitungslektüre Stress auslösen – beispielsweise durch Angstzustände als Folge schlechter Wirtschaftsnachrichten.**

Extremen Stress können auch emotional stark bewegende und einschneidende Ereignisse auslösen – so beispielsweise Todesfälle in der Familie oder im engsten Freundeskreis, der Verlust des Arbeitsplatzes oder eines mit beträchtlichem Prestige verbundenen Mandats, die Verursachung eines Unfalls oder die Verurteilung wegen eines Vergehens, um nur ein paar wenige Beispiele zu nennen. Generell ist davon auszugehen, dass solche Ereignisse stärker zu Buche schlagen als allgemein angenommen.

Zu dieser äusseren Signalumgebung als Stressursache gesellt sich noch der Leistungsdruck, dem sich viele Menschen aus freien Stücken unterwerfen. Es ist also in vielen Fällen nicht der „böse Chef", der diesen Druck produziert, sondern es sind mindestens ebenso häufig unrealistische Ziele, die sich die Betroffenen setzen, oder es sind Karriereziele, die sie sich selber stecken oder die ihnen von ihrem privaten Umfeld gesteckt werden. Dazu kommt noch der bereits an anderer Stelle erwähnte pathogene Stress, der einem ungenügenden Stressabbau in den Nachtstunden zuzuschreiben ist.

Da leider keine Statistiken über Stressursachen existieren, ist es äusserst schwierig, diese irgendwie zu quantifizieren und daraus konkrete Schlüsse für die Praxis abzuleiten – sei es für die Definition potentieller Gefahrenherde oder für die Planung präventiver Massnahmen zur Stressminderung und zur Stressvermeidung. **Auch Fachleute stochern zumeist gehörig im Nebel, wenn sie sich zu Stressursachen, Stresshäufigkeit und kumulativen Effekten bei**

Stresssymptomen äussern sollen.

Auch Krankheit kann ein Stressfaktor sein

Zu all den hier dargelegten Stress auslösenden und Stress perpetuierenden Faktoren gesellen sich **noch jene, die durch Krankheiten ausgelöst und im Rahmen einer Wechselwirkung permanent verstärkt werden**. Tatsächlich gibt es nicht nur Krankheiten, die durch Stress ausbrechen können, sondern es gibt auch Stress, der durch Krankheit entstehen kann. Dieser Sachverhalt ist zwar in Fachkreisen allgemein bekannt, doch wird ihm in der Praxis kaum Rechnung getragen.

Doch wenden wir uns zunächst einmal einem Phänomen zu, welches als „Diagnose-Stress" bezeichnet werden kann. Dabei geht um den **Stress, der beim Patienten durch eine schlechte Diagnose ausgelöst wird**. Die wenigsten Ärzte wissen damit umzugehen, und bisweilen fühlt man sich an den makabren Humor erinnert, der sich hinter dem Spruch verbirgt: „Wenn der Patient die Diagnose überlebt, überlebt er auch die Krankheit." So extrem ist es zwar nicht, doch **kommen solche Diagnosen häufig recht brutal daher und dies in einem Zeitpunkt, in welchem der Patient auf sein volles mentales Potenzial angewiesen wäre**, um seine Kräfte gegen die Krankheit zu mobilisieren. Die Eröffnung schlechter Diagnosen und ebensolcher Prognosen müsste deshalb stets mit einer Anleitung an den Patienten verbunden sein, wie er sich gegen seine Krankheit wehren kann.

Die Wechselwirkung zwischen Krankheit und Stress tritt übrigens besonders deutlich beim Burnout zutage, von dem manche Amateur-Experten behaupten, es handle sich lediglich um eine Erfindung der Psychiatrie und/oder der

Pharmazie. **Effektiv kommt jedoch der Burnout unter anderem dadurch zustande, dass der Betroffene versucht, seine Stresswahrnehmung zu unterdrücken oder zu kompensieren.** Dadurch rutscht er immer tiefer in die Grube, die er sich laufend selber gräbt, bis er schliesslich – bildlich gesprochen – die Schaufel nicht mehr halten kann.

Eine analoge Wirkung in der Form eines circulus vitiosus oder einer geschlossenen Schlaufe dürfte – wenn auch in anderer Form – bei manchen sogenannten „Chronifizierungen" zum Tragen kommen, d.h. bei Krankheitsformen, die sich zu chronischen Leiden auswachsen können wie beispielsweise bei den **Beschwerden des rheumatischen Formenkreises. Hier geraten viele Patienten durch das Persistieren ihres Leidens und der damit verbundenen Schmerzwahrnehmung in eine starke Stresssituation,** auch wenn diese durch die steten Schmerzen gleichsam maskiert wird und sie diese nicht als solche wahrnehmen.

Der Stress wiederum behindert das Immunsystem und unterdrückt die regenerativen Kräfte und Funktionen. Er sorgt somit dafür, dass die Krankheit von den körpereigenen Abwehrkräften nicht bekämpft werden kann, sondern sich stetig verschlimmert. Dem versucht die klassische Medizin mit verschiedensten Behandlungskonzepten zu begegnen, die in manchen Fällen auch erfolgreich sein mögen, aber in der Regel nicht von Dauer sind. **Betroffene sind deshalb oft Praxis- und Therapie-Hopper, die für ihr Leiden stets wieder neue Heilungsansätze suchen.** Häufig wird der Chronifizierungsprozess dadurch eher noch beschleunigt statt verlangsamt.

Palliative Medizin als Ultima Ratio bei Chronifizierungsprozessen

Schliesslich hält die Schulmedizin als ultima ratio nur noch die palliative Karte in Händen, mit welcher nicht mehr das Ziel der Heilung, sondern lediglich noch jenes der Symptomlinderung verfolgt wird. Dies in der Form von Schmerzmitteln. Damit markiert die herkömmliche Medizin zugleich das Ende der diagnostischen und therapeutischen Bemühungen. Und **mit dem Befund „chronisch" erklärt die Medizin zugleich, dass sie den Patienten keine Hoffnung mehr auf Heilung einräumt**, sondern mit ihrem Latein am Ende ist. Unnötig zu betonen, dass natürlich auch Analgetika nicht stressmindernd wirken, sondern bei intensiver Einnahme den Körper weiter schwächen können. Ein Teufelskreis.

Bei der palliativen Versorgung der Patienten hat die Medizin seit längerer Zeit **noch einen anderen Pfeil im Köcher, der zugleich entzündungshemmende wie auch schmerzlindernde Wirkungen zeitigt – das Cortisol bzw. „Cortison",** wie der Stoff im Volksmund genannt wird. Dieses von der Nebennierenrinde gebildete und ausgeschüttete Stresshormon liefert übrigens den schlüssigen Beweis dafür, dass Stress als Folge der Aktivierung des Sympathicus das Immunsystem herunterfährt und teilweise sogar lahmlegt.

Denn **die Wirkung von Cortisol ist heute recht gut dokumentiert**: Man weiss, dass es sich um einen hormonellen Botenstoff handelt, welcher bewirkt, dass der Körper möglichst viel Energie bereitstellt, um den an ihn gestellten vorwiegend psychischen Anforderungen gewachsen zu sein. Dabei hemmt oder unterdrückt Cortisol das Wirken der weissen Blutkörperchen, mit welchen das Immunsystem die Krankheitserreger bekämpft und dabei Entzündungen auslöst.

Die Entdeckung der Wirkungsweise von Cortisol als potentem Entzündungshemmer verdanken wir dem Arzt Philip Hench, der den Stoff 1948 erstmals für die Behandlung einer Rheumapatientin einsetzte und damit einen Spontanerfolg erzielte. Seither verfügt die Medizin über eine nahezu universelle Substanz, mit welcher sie Entzündungen erfolgreich bekämpfen kann. Cortisol wird heute weltweit und in grossen Mengen in dieser Funktion eingesetzt. **Je nach Verwendungsart handelt es sich dabei um ein segensreiches Mittel oder um ein Teufelszeug**. Denn: Wenn Cortisol zur Bekämpfung entzündungsbedingter Schmerzen eingesetzt wird, so muss man sich stets des Umstands bewusst sein, dass damit nicht die Krankheit – wie zum Beispiel Rheuma – bekämpft wird, sondern lediglich dessen Symptome unterdrückt werden. Die Krankheit besteht also weiter fort und mit ihr die Tendenz, dass sie sich weiter verschlimmert.

Cortisol: einmal Problemlöser, einmal Teufelszeug

Da Stress nicht nur das Immunsystem zwischenzeitlich oder auf Dauer blockiert, sondern auch **die Regeneration behindert, kann die Cortisolgabe dazu führen, dass die Krankheit, deren Symptome man unterdrückt, sich immer weiter ausbreitet und das gesunde Gewebe durch die Einschränkung seiner Regenerationsfähigkeit immer krankheitsanfälliger wird** – nicht nur für die bestehende, sondern auch für andere Krankheiten. **Statt dass man dem Stress, der an der Entstehung der Krankheit in den allermeisten Fällen ursächlichen Anteil haben dürfte, konsequent entgegenwirkt, tut man also genau das Gegenteil und verstärkt dessen Effekte nachhaltig durch die**

Verabfolgung von Cortisol. Damit ist – parallel zu dem in den folgenden Abschnitten beschriebenen Krankheitsstress – der Pfad in die Multimorbidität und in die Chronifizierung eröffnet.

Anderseits kann Cortisol jedoch bei ausgesprochenen Autoimmunerkrankungen, bei welchen ein aus dem Lot geratenes Immunsystem gesundes Körpergewebe angreift, in einer schwachen Dosierung vorübergehend hilfreich sein. Ob die Krankheiten des rheumatischen Formenkreises auch dazuzurechnen sind, ist allerdings strittig. Denn nach wie vor sind die eigentlichen Ursachen nicht bekannt; es gibt keine schlüssigen Antworten auf die Frage, was denn eigentlich das Immunsystem aus dem Lot bringt.

Allerdings spricht einiges für die These, dass die eigentliche **Ursache von Autoimmunkrankheiten in einer ungenügenden Regulation des vegetativen Nervensystems liegt** und der daraus resultierende Stress, welcher das Immunsystem stets wieder blockiert, diese Desorientierungen verursacht. Vereinfacht dargestellt könnte der entsprechende Prozess etwa so ablaufen, dass das Immunsystem nach und nach auf andere Einsatzfelder übergreift, wenn es immer wieder an der Wahrnehmung seiner eigentlichen Aufgaben gehindert wird. Solch aberrante „Ersatzhandlungen" sind auch von anderen Organfunktionen im menschlichen Körper bekannt.

Unbedenklich ist Cortisol dagegen bei lokalen Anwendungen – so namentlich als Salbe oder in der Form einer lokalen Injektion mit Depotcharakter. Dabei handelt es sich um winzige Cortisolkristalle, die in einer Suspension ins Gewebe gespritzt werden, sich dort allmählich auflösen und den Wirkstoff freigeben. Diese „Retard"-Lösung wird vorwiegend bei rheumatoider Arthritis, aber auch bei Arthrosen mit Begleitentzündungen angewendet.

Stressmanagement als Barriere gegen chronische Leiden?

Auf jeden Fall sollte jedoch vor der Anwendung von Cortisol-Präparaten – die im Volksmund gemeinhin mit den Begriff „Cortison" bekannt und wegen ihrer Nebenwirkungen auch gefürchtet sind – untersucht werden, ob der Patient nicht bereits starkem Stress ausgesetzt ist und das Hauptgewicht der Behandlung zunächst einmal auf den Stressabbau gelegt werden müsste. Stets sind Cortisol-Anwendungen denn auch nur als vorübergehende palliative und nicht als heilungsorientierte Massnahmen zu betrachten. Denn **der therapeutische Ansatz sollte immer darauf ausgerichtet sein, das Immunsystem wieder in die richtige Balance und Funktionalität zu bringen**, so dass es im Verein mit einer Stimulierung der regenerativen Kräfte zur Heilung der Krankheit beitragen kann.

So viel zu den kontraproduktiven Wirkungen genereller Cortisol-Applikationen. Wie aber stellen sich nun die Zusammenhänge zwischen Stress und Chronifizierung dar? Aufgrund erster Erfahrungen mit den Möglichkeiten der neurovegetativen Diagnostik lässt sich die These aufstellen, dass im Wechselspiel von Stress – Krankheit – krankheitsbedingtem Stress-Rebound – Chronifizierung – Chronifizierungsstress der Schlüssel zum Verständnis der Entstehung chronischer Krankheiten liegen könnte. Und tatsächlich: Bringt man alle Indizien auf einen Nenner, so erhält diese These durchaus Evidenz. Vielleicht nicht gerade in dem Sinne, dass jeder Prozess zwingend nach diesem Muster abläuft, wohl aber, **dass die Stressthematik eine wichtige, wenn nicht gar entscheidende Komponente für den Weg in die Unheilbarkeit bilden dürfte**.

Hier könnten denn auch eine praktikable Methode und ein gangbarer Weg zu finden sein, der es gestattet, Chronifizierungen aufzuhalten. Und möglicherweise gar ein Pfad, der chronifizierende Prozesse reversibel – d.h. umkehrbar – machen könnte. Daraus kann sich eine konkrete Perspektive und eine neue Hoffnung für all jene auftun, die sich mit dem schulmedizinisch begründeten Urteil der Unheilbarkeit konfrontiert sehen.

Interessant erscheint in diesem Zusammenhang auch die von Pathologen geäusserte These, wonach persistierende Entzündungsherde im Körper, die bei manchen Patienten über 60 festzustellen seien, **darauf zurückzuführen sein dürften, dass ein altersbedingt schwächer werdendes Immunsystem gewisse Keime im Körper zwar aufzuspüren und zu bekämpfen vermöge, dass aber die Kraft oft nicht ausreiche, die Eindringlinge auch niederzuringen**. Auch hier könnte die Entwicklung vielmehr auf eine ungenügende Regulation des vegetativen Nervensystems zurückzuführen sein, die sich über anhaltende leidensbedingte Stresszustände selber alimentiert und verstärkt. (Eine andere Komponente ist der Sauerstoffmangel, der an anderer Stelle in diesem Kompendium abgehandelt wird.)

Der Stresstest – ein „Must" bei Verdacht auf chronische Entwicklungen

Was bedeutet diese Erkenntnis nun für die Praxis? Sie bedeutet konkret, **dass bei Anzeichen für eine Chronifizierung zunächst ein Stresstest durchzuführen und in einem Backtesting-Gespräch mit dem Patienten zu klären ist**, welches die Umstände der Entstehung der Persistenz der Beschwerden und Schmerzen waren. In den wohl meisten Fällen dürfte sich dabei die Stressthese bestätigen.

Sollte dies zutreffen, so ist zunächst zu klären, **ob die Hauptursachen in einer elektromagnetischen Belastung während der Ruhezeit zu suchen sind**, was sich in einer Mehrzahl der Fälle als zutreffend erweisen dürfte. In all diesen Fällen hat die Beseitigung der entsprechenden Ursachen denn auch Vorrang. Danach ist den Patienten als nächstes zu zeigen, wie er mittels autotherapeutischer Methoden gegen Stresssymptome – und zwar sowohl solchen, die krankheitsbedingt sind wie auch jenen, die aus dem äusseren Signalumfeld kommen – angehen und die neurovegetative Balance wiederfinden kann.

Die neurovegetative Balance wiederum bildet den Schlüssel zur Wiederherstellung der Therapiefähigkeit, welche in der Folge mit adäquateren Mitteln dort fortgesetzt werden kann, wo sie aufgrund des chronifizierenden Prozesses aufgegeben werden musste. Eine Remission hängt in der Folge im Wesentlichen davon ab, wie viele Funktionen und wie viel Gewebe im Krankheitsverlauf zerstört wurden und ob mit speziellen regenerativen Mitteln – wie zum Beispiel Xeno- oder Stammzellentherapien – eine partielle oder vollständige Heilung möglich ist.

Auf jeden Fall aber darf davon ausgegangen werden, dass überall dort, wo ein ursächlicher Zusammenhang von Stress und Krankheit nachgewiesen werden kann, zumindest ein weiteres Fortschreiten der Krankheit aufzuhalten sein dürfte.

Unterschätzte Sauerstoff-Defizite

Gesundheitliche Probleme gehen häufig mit einer ungenügenden Versorgung der Körperzellen mit Sauerstoff einher

Eine ausreichende Versorgung mit dem lebenswichtigen Sauerstoff spielt für alle Menschen eine absolut vorrangige Rolle – seien sie nun gesund oder krank. Während beim gesunden Menschen eine gute Sauerstoff-Versorgung nicht nur die körperliche und geistige Leistungsfähigkeit sicherstellt, sondern auch eine wichtige protektive Funktion erfüllt, kann ein Sauerstoffdefizit beim kranken Menschen die Heilungsaussichten stark schmälern und/oder verzögern. Und umgekehrt kann eine Aufnahme zusätzlichen Sauerstoffs die Heilungschancen markant verbessern. Insbesondere stressbelastete, alte und kranke Menschen leiden oft unter starkem Sauerstoffmangel, ebenso Raucher, deren Blutfarbstoff Hämoglobin zu viel Kohlenmonoxid und zu wenig Sauerstoff zu den Körperzellen transportiert. Periodische Sauerstoffkuren helfen nicht nur Versorgungsdefizite auszugleichen, sondern bewähren sich auch als effiziente Anti-Aging-Massnahmen.

Hämoglobin bringt den Sauerstoff von der Lunge zur Körperzelle

Sauerstoffmangel im Gewebe – fachsprachlich als Hypoxie bezeichnet – erhöht unter anderem die Störungsanfälligkeit des Muskelgewebes, allem voran des Herzmuskels. Entsprechende **Versorgungsdefizite können bei Personen mit latenter Herz- oder Lungeninsuffizienz zu lebensbedrohlichen Rhythmusschwankungen führen.** Allein schon aus dieser Tatsache erhellt, dass wir der ausreichenden Versorgung unseres Organismus mit Sauerstoff grösste Aufmerksamkeit widmen sollten, wenn wir unsere hochkomplexen Körperfunktionen möglichst lange und möglichst störungsfrei erhalten wollen.

Nun herrscht allerdings ganz allgemein die Meinung vor, dass Luft zum Atmen – die ja bekanntlich aus vier Fünfteln Stickstoff und einem Fünftel Sauerstoff besteht – überall und reichlich zur Verfügung stehe. Und dass der Mensch – wenn er sich nicht gerade in einem luftdichten Raum befindet oder auf andere Art zu wenig Luft erhält – stets genügend Sauerstoff zum Atmen habe. Diese Annahme ist falsch. **Denn die heutige bewegungsarme Lebensweise, aber auch Stress, ungenügende Atmung, Rauchen und schlechte, verbrauchte Luft führen zu einem verbreiteten Sauerstoffmangel.** Dieser betrifft insbesondere auch Senioren, deren Lungen nur noch etwa die Hälfte jener Sauerstoffmenge zu schöpfen vermögen, die jungen Erwachsenen zur Verfügung steht; sie leiden besonders häufig unter einer ungenügenden Sauerstoff-Versorgung und unter multiplen Altersbeschwerden, die auf diese zurückzuführen sind.

Nun ist es wichtig zu wissen, dass der grösste Teil des Sauerstoffs, den unser Organismus aufnimmt, in Form von

Oxi-Hämoglobin zu seinen Bestimmungsorten gelangt. **Dabei nimmt der rote Blutfarbstoff Hämoglobin Sauerstoff auf und transportiert diesen in die Mitochondrien der Zellen.** Wie gut dieser Transport funktioniert, hängt von mehreren Faktoren ab – primär jedoch davon, wie viel Sauerstoff der Körper aufnimmt, wie viel davon das Hämoglobin zu transportieren vermag, wie gut die Förderleistung des Herzmuskels und die Fliessfähigkeit des Bluts sind und in welchem Zustand sich die Blutgefässe – von den grossen Herzkranzarterien bis zu den feinsten Kapillaren – befinden.

Dieser Sauerstoff-Transport spielt deshalb eine so dominante Rolle, weil die Lebensfähigkeit und Lebensdauer von Körperzellen davon abhängen, ob ihre Mitochondrien kontinuierlich und ausreichend mit Sauerstoff versorgt werden. Dies kann schon von der Luftqualität her gewisse Probleme bieten. Denn die Luft ist nicht überall gleich gut. Dies betrifft weniger den Sauerstoff-Anteil, denn das Verhältnis von 79% Stickstoff und 21% Sauerstoff ist auch in Innenstädten mit dem tendenziell hohen Sauerstoffverbrauch durch Heizungen, Verbrennungsmotoren und Personen relativ stabil; selbst in schlecht belüfteten Innenräumen schwankt der Sauerstoffanteil vielleicht um einen Prozentpunkt. Bestimmende Faktoren sind vielmehr der Schadstoffgehalt der Luft sowie die Art und die Begleitumstände der Atmung. Wenn in grossen Büros Menschen reihenweise vor Computerbildschirmen sitzen, äusserst bewegungsarm und auf die Vorgänge auf ihrem Display fixiert, den Bauch zusammengedrückt, mit schlaffer Rückenmuskulatur und in verbrauchter Luft flach atmend, so erscheint dies jedem Präventivmediziner als gesundheitliches Horrorszenario.

Der Sauerstoff-Anteil der Luft ist nahezu konstant – wichtigere Faktoren für die Versorgung sind die Atmung, die Ernährung und die Anzahl Lebensjahre

Doch warum ermüden die Leute, wenn doch der Sauerstoffanteil sich kaum reduziert? **Nun, wenn Luft und Atmosphäre als schlecht und stickig empfunden werden, so liegt dies in der Regel weniger am Sauerstoffverbrauch als vielmehr am Kohlenstoffdioxid-Anteil und an der Ionisation.** Und diese wiederum beeinflussen die Sauerstoffaufnahme des Menschen massgeblich: Während in frischer Waldluft jedermann tief durchatmet, schaltet in als verbraucht empfundener Büroluft nahezu jedermann auf atmungstechnischen Sparbetrieb.

Die Folge: Eine zu geringe kontinuierliche Sauerstoffaufnahme und eine Unterversorgung des Organismus. Und – damit verbunden – eine geringere Stresstoleranz, die sich wiederum negativ auf die Atmung und die Sauerstoffaufnahme auswirkt. Denn **Stress führt zu Verkrampfungen, zur Belastung des Herz/Kreislauf-Systems und damit zu einem höheren Sauerstoff-Bedarf, während genau umgekehrt die Verkrampfung bewirkt, dass weniger tief durchgeatmet und dem Körper nicht in ausreichendem Masse Sauerstoff zugeführt wird.** Auch hier wieder eine Art Teufelskreis, wie er sich im Zusammenhang mit einer ungenügenden oder gar schlechten neurovegetativen Regulation und mit Stress sehr häufig einstellt.

Einen interessanten und meist unterschätzten Einfluss auf die Sauerstoffaufnahme hat auch die Ernährung. So lassen neuere Untersuchungen über den Kohlenhydrat-Stoffwechsel und über die Rolle des glykämischen Werts – der die kalorimetrische Dichte von Kohlenhydraten und die

Geschwindigkeit ihrer Umwandlung zu Glukose anzeigt – den Schluss zu, **dass ein hoher Anteil an leicht und rasch metabolisierbaren Kohlenhydraten bei zugleich geringer Ballaststoff-Aufnahme** nicht nur den Blutzuckerspiegel in gefährliche, den Insulinbedarf strapazierende Höhen treibt, sondern zugleich **die Sauerstoff-Aufnahmefähigkeit des Hämoglobins und damit die Transportkapazität für diesen lebenswichtigen Stoff stark mindert.**

Ein weiterer Faktor, der die Sauerstoff-Aufnahmefähigkeit durch die Lunge wie auch den Weitertransport dieser essentiellen Substanz stark beeinträchtigt, ist das Alter. Tatsächlich weist ein sehr grosser Teil der Senioren eine geringe bis schlechte Sauerstoffversorgung auf. **Obwohl eigentlich der Bedarf an Sauerstoff mit dem Alter nicht geringer wird, sind immer mehr Senioren nicht mehr in der Lage, ihre Sauerstoffbilanz aus eigener Kraft zu verbessern.** Was zur Folge hat, dass die mit einer abnehmenden Sauerstoffversorgung einhergehenden Altersbeschwerden – insbesondere die persistierenden Entzündungen, auf die weiter unten noch einzugehen sein wird – sich verstärken.

Stressbelastete, kranke und alte Menschen leiden häufig unter starkem Sauerstoffmangel

Untersuchungen haben gezeigt, dass die Versorgung der Mitochondrien mit dem vom roten Blutfarbstoff transportierten Sauerstoff bei Personen, die unter Stress stehen, unter Blutarmut und Krankheiten leiden, einer zu Ermüdungserscheinungen neigenden Dauerbelastung ausgesetzt sind und/oder sich in einem fortgeschrittenen Alter befinden, **nur etwa die Hälfte jener Sauerstoffmenge zu verwerten vermögen, der gesunden Nichtrauchern jüngeren** oder mittleren Alters zur Verfügung steht. Warum Nichtraucher?

Eine besondere Art des Sauerstoffdefizits, welches sich hier allerdings über alle Generationen im Erwachsenenalter erstreckt, geht auf das Konto der Aktiv- und der Passivraucher. Sie haben nicht nur ein höheres Risiko, an Lungen- und anderen Krebsarten zu erkranken, sondern generell ein höheres Krankheitsrisiko. **So hat man beispielsweise festgestellt, dass in Regionen, in welchen ein Rauchverbot eingeführt wurde, auch die Zahl der Herzinfarkte zurückging**. Das mag erstaunen, hat aber mit einem Sachverhalt zu tun, der kaum irgendwo kommuniziert wird. Dabei wäre es sowohl für die Prävention wie auch für die Therapie sehr wichtig zu wissen, was beim Rauchen eigentlich abgeht:

Der rote Blutfarbstoff Hämoglobin, dessen Aufgabe es ist, den Sauerstoff zu den Mitochondrien der Zellen zu transportieren, kann nicht nur Sauerstoff, sondern auch Kohlenmonoxid aufnehmen. Die mengenmässige Aufnahmekapazität ist dabei zwar die gleiche, nicht aber die Affinität: Jene des Kohlenmonoxids ist ca. 200 mal höher. **Wer also Kohlenmonoxid einatmet, befrachtet damit seine „Transporttools" zulasten des Sauerstoffs.** Wird die Fracht zu gross – beispielsweise bei einer Überbelastung durch Rauchgase oder durch Autoabgase – so transportiert das Blut nur noch Kohlenmonoxid, was rasch zum Tod der Betroffenen führt. (Manche Selbstmörder machen sich diesen Sachverhalt zunutze, indem sie die Autoabgase über einen Schlauch ins Wageninnere lenken).

Was gemeinhin als Kohlenmonoxid-Vergiftung bezeichnet wird, ist also vor allem eine Anoxie, d.h. ein Sauerstoffmangel: Die Betroffenen werden dabei nicht

vergiftet, sondern sie ersticken. Deswegen benötigen Feuerwehrleute bei der Brandbekämpfung in unmittelbarer Nähe eines Schwelbrandes nicht Gasmasken, sondern Atemgeräte mit Pressluft oder Sauerstoff. Unter dem Einfluss des Kohlenmonoxids färbt sich übrigens das Blut hellrot. Versorgt man einen Patienten nach einer starken Kohlenmonoxid-Belastung mit reinem Sauerstoff, so nimmt das Blut wieder seine dunkelrote Farbe an.

Starke Raucher leiden meist unter chronischem Sauerstoffmangel

Eine analoge Wirkung entsteht beim Rauchen. **Vor allem starke Raucher leiden an einem chronischen Sauerstoffmangel, der auf die Befrachtung des Hämoglobins mit dem inhalierten Kohlenmonoxid zurückzuführen ist.** Die so genannten „Raucherbeine" sind letztlich nichts anderes als Folgen eines ausgeprägten Sauerstoffmangels. Denn wenn das Blut keinen Sauerstoff mehr in die Kapillargefässe der Extremitäten transportieren kann und die Zellen in jenen Regionen keinen Sauerstoff mehr erhalten, so stirbt das Gewebe nach und nach ab; letztlich bleibt nichts anderes mehr als die Amputation der betroffenen Glieder. Der Effekt wird noch verstärkt, wenn die Betroffenen unter Diabetes Mellitus Typ 1 oder 2 leiden; die zusätzliche Überfrachtung des Blutes mit Glukose, die nicht metabolisiert werden kann, lässt einzelne Gewebsareale an den Extremitäten richtiggehend „verfaulen".

Doch nicht nur Raucher, sondern auch Senioren und von Stress Geplagte müssen darauf achten, dass sie ihrem Organismus stets genügend Sauerstoff zur Verfügung stellen können. Dies, um ihre Zellen nicht nur vor dem Erstickungstod zu bewahren, sondern auch vor Krankheiten aller Art zu schützen – Zellen nota bene, die auf eine optimale Versorgung ihrer Mitochondrien mit diesem lebenswichtigen Element angewiesen sind. **Eine Erscheinung, die auf eine defiziente Versorgung mit Sauerstoff hinweist, sind die bei manchen Senioren auftretenden so genannten „offenen Beine",** die sich dadurch manifestieren, dass sich die Haut an einzelnen Stellen öffnet und nicht mehr schliessen will, wie viele Cremen und Salben man auch immer draufschmiert.

Dies ist ein sicheres Zeichen dafür, dass die Mikrozirkulation zu wenig Sauerstoff transportiert und der Körper versucht, sich diesen direkt aus der Umgebungsluft zu holen. **Diese These fand übrigens ihre Bestätigung durch die Applikation eines neuartigen Hydrogels mit eingearbeitetem Singulett-Sauerstoff oder Sauerstoff-Ionen**: Die so behandelten Öffnungen schlossen sich ungeachtet ihres Alters nach wenigen Wochen.

Auch dieser Gesundheitsaspekt – konkret: die stark abnehmende Sauerstoffversorgung im Alter – wird von der konventionellen Medizin übrigens stark unterschätzt. Wohl sind in der Geriatrie die Fakten bekannt, doch weil hier **allgemein nicht zur Kenntnis genommen wird, dass es sich um ein ursächliches Problem für viele besonders im Alter gehäuft auftretende Krankheiten handeln könnte, unterbleiben in der Regel gezielte Massnahmen zur nachhaltigen Verbesserung der Sauerstoffbilanz** bei den Betroffenen. Fälschlicherweise scheint man hier davon auszugehen, dass Senioren einen geringeren Sauerstoffbedarf haben als junge Leute und dass die Natur dem durch eine altersbedingte Reduktion des Lungenvolumens Rechnung trage.

Chronifizierungen als Folge von Stress und Sauerstoffmangel

Denn wem fiele es denn heute – von löblichem Ausnahmen einmal abgesehen – schon ein, chronische Leiden wie Weichteil-Rheuma, Arthritis, Morbus Krohn, Colitis Ulcerosa, Multiple Sklerose und Fibromyalgie mit einer ungenügenden Sauerstoff-Versorgung in Verbindung zu bringen? Dennoch dürfte hier wenn auch nicht eine singuläre, so doch eine komplementäre Ursache für diese und eine ganze Reihe weiterer Krankheiten vorliegen. **Denn verschiedene therapeutische Ansätze seitens der regenerativen Medizin, die allesamt darauf abzielten, dem Organismus der Betroffenen mehr Sauerstoff zukommen zu lassen, haben zu erstaunlichen Erfolgen geführt:**

Es handelt sich dabei um Experimente – teilweise aber auch um etablierte Methoden – die mit der Infusion molekularen Sauerstoffs in die Blutbahnen, mit der Zufuhr von Sauerstoffwasser in grössren Mengen, mit der Einnahme von flüssigkeits- und mineralstoffgebundenem Singulett- oder anderem reaktivem Sauerstoff, aber auch mit gezielten Bewegungs- und atemtechnischen Programmen durchgeführt wurden und die fast durchwegs zu einer deutlichen Linderung der Beschwerden bis hin zur völligen Symptomfreiheit führten. **Als effizienteste Methode erwies sich dabei jene mit den Sauerstoff-Radikalen, mit welchen es teilweise gelang, selbst alte persistierende Entzündungsherde auszuschalten.**

Diese und weitere Erfahrungen legen den Schluss nahe, dass **die weissen Blutkörperchen, welche die Krankheitserreger angreifen und dabei Entzündungen auslösen, auf eine ausreichende Sauerstoffzufuhr angewiesen sind, um ihr Werk vollenden zu können.** Andernfalls kommt es zu jener bereits an anderer Stelle beschriebenen Patt-Situation, bei der das Immunsystem zwar die Erreger aufzuspüren und weitgehend in Schach zu halten, aber nicht niederzukämpfen vermag, weshalb die Entzündung bestehen bleibt. Solch persistierende Entzündungsherde können bei einer vorübergehenden Schwächung oder Lahmlegung des Immunsystems zum Ausbruch schwerer Krankheiten beitragen und als sogenannte „Schläfer" plötzlich zu Krebsgeschwüren mutieren.

Dass Stress einen Einfluss auf die Sauerstoffversorgung der Zellen ausübt, hat eine Forschergruppe am Dentalinstitut der Universität von Illinois in Chicago herausgefunden. Deren Mitglieder beobachteten den Wundheilungsprozess bei zwei Populationen genetisch identischer Mäuse, wobei die eine unter permanenten Stress gesetzt wurde. Resultat: **Die unter Stress stehenden Tiere benötigten für die Wundheilung 45% mehr Zeit als jene, die nicht unter Stress standen.** Wurden aber die Tiere der Stress-Gruppe in einem Milieu mit Sauerstoff-Überdruck behandelt, so verlief die Heilung im gleichen Zeitraum wie bei den anderen. Was bedeutet, dass **Stress einen deutlich höheren Sauerstoffbedarf des Organismus zur Folge hat, der nur teilweise befriedigt werden kann.** Damit ist die Kausalkette zwischen Stress und der Chronifizierung von Entzündungen geschlossen.

Altersbedingte Sauerstoff-Defizite bedrohen Gesundheit und Wohlbefinden

Konkret bedeutet das, dass das Immunsystem auf eine intakte Sauerstoffzufuhr angewiesen ist und dass viele als altersbedingt betrachtete chronische Störungen und Beschwerden ihre Ursache in der altersbedingt nachlassenden Sauerstoffzufuhr haben. Das ist zugleich ein wichtiges Indiz für alle Anti-Aging-Strategien. Denn: **Im Alter 30 nimmt die menschliche Lunge 5,6 Liter Luft auf, im Alter 70 nur noch die Hälfte davon.** Führen sich nun Senioren regelmässig zusätzlichen Sauerstoff zu, so steigern sie damit nicht nur die Leistungsfähigkeit ihres Organismus einschliesslich Herzmuskel, sondern auch die Krankheitsresistenz und die Regenerationsfähigkeit ihrer Zellen. Dieser Sachverhalt erinnert zugleich an die altüberlieferte Vorstellung vom Jungbrunnen, der eigentlich eine Sauerstoffquelle sein müsste, um seine Wirkung voll entfalten zu können.

Von all den Möglichkeiten, dem menschlichen Körper zusätzlichen Sauerstoff zuführen zu können, sind heute **bloss drei Methoden wirklich etabliert: Die Sauerstoff-Mehrschritt-Therapie von Prof. Manfred von Ardenne, die Ozon-Sauerstoff-Therapie und der medizinische Sauerstoff in der Druckflasche zur Selbst-Supplementation.** Sauerstoffwasser gibt es zwar in verschiedensten meist regionalen Klein-Angeboten und auch in der Form unterschiedlichster Gerätschaften zu dessen Herstellung, doch sind diese nicht standardisiert und von uneinheitlicher Qualität, letztere ausserdem mit dem latenten Risiko der Verkeimung verbunden. Und Wasser mit Singulett-Sauerstoff gibt es in potenter Form für die Wundpflege sowie Tabletten zum Einnehmen mit reaktivem Sauerstoff gegen die Malaria. Beide Präparattypen sind jedoch – obwohl deren Wirksamkeit nachgewiesen werden konnte – hierzulande (noch) nicht zugelassen. Im Einzelnen:

Bewährt, aber noch wenig bekannt: die Sauerstoff-Mehrschritt-Therapie

Die Sauerstoff-Mehrschritt-Therapie von Prof. Manfred von Ardenne ist ein gut dokumentiertes und nunmehr seit 30 Jahren mit Erfolg praktiziertes Naturheilverfahren. Es handelt sich dabei nicht einfach um eine vorübergehende oder phasenweise durchgeführte Sauerstoff-Supplementierung, wie sie beispielsweise im Krankenhaus schwer- und todkranken Patienten zur Erleichterung ihrer Atmung verabfolgt wird, sondern vielmehr um eine **gezielte Konditionierung des Energiestatus', wobei in Einzelschritten mit sich verstärkenden Effekten gearbeitet wird.**

Die Sauerstoff-Mehrschritt-Therapie wird mit ionisiertem Sauerstoff durchgeführt, der über ein höheres Aktivierungspotenzial verfügt als normaler molekularer Sauerstoff. Die Mehrschritt-Therapie dient primär dem Zweck, die Kapillaren – deren Wände bei einem Abfall des Sauerstoffpartialdrucks als Folge von Defiziten bei der Sauerstoff-Aufnahme anschwellen und so die Durchflusskapazität verringern – zu erweitern. Durch die systematische Sauerstoffgabe schwellen die Kapillarwände ab. Zugleich wird die Mikrozirkulation auf die Aufnahme grösserer Sauerstoffmengen vorbereitet – ein Effekt, der mit einer späteren periodischen Sauerstoff-Supplementation durch den Patienten selbst über lange Zeit aufrecht erhalten werden kann.

Eine andere oder ergänzende Applikationsform von medizinischem Sauerstoff ist die Ozon-Sauerstoff-Therapie. **Medizinisches Ozon hat eine starke bakterien- und pilztötende wie auch eine antivirale Wirkung.** Es wird deshalb bevorzugt für Desinfektion und Wundreinigung verwendet. Neben den äusserlichen Anwendungen kann es aber auch im Körper selbst eingesetzt werden – vorzugsweise schwach dosiert und in Kombination mit Sauerstoff. Letzterer wirkt dabei gleichsam als "Carrier" und transportiert das Ozon in alle Kapillaren, wo es in der Folge seine keimtötende Wirkung entfalten kann.

Ausserdem **eignet sich die Verbindung von Ozon und Sauerstoff ausgezeichnet für die Förderung der Durchblutung und für die Bekämpfung chronischer Entzündungen**, die nicht nur den Körper stark belasten, sondern auch – wie bereits andernorts festgestellt – die Alterung des Organismus massiv beschleunigen können. Häufig sind diffuse Befindlichkeitsstörungen, rasche Ermüdung, Antriebslosigkeit und nicht genau lokalisierbare Schmerzzustände auf verborgene und persistierende Entzündungsherde im Körper zurückzuführen. Bei Menschen in der zweiten Lebenshälfte sind solche Leiden stark verbreitet.

Routinemässige Ozon-Sauerstoff-Behandlungen als potente Anti-Aging-Massnahme

Deshalb empfiehlt es sich für Personen in der zweiten Lebenshälfte, sich – vorzugsweise nach vorgängigem Stresstest – periodisch einer Ozon-Sauerstoff-Therapie zu unterziehen. Diese muss nicht zwingend aufgrund eines Verdachts auf persistierende Entzündungsherde im Körper erfolgen; sie kann auch mit dem Fokus Anti-Aging durchgeführt werden. Denn **die Ozon-Sauerstoff-Therapie ist risikoarm, aber effizient: Sie spült gleichsam den ganzen Organismus durch – so dass Entzündungsherde eliminiert, verborgene Keime, die irgendwo als "Schläfer" im Körper

schlummern, abgetötet werden und der gesamte Organismus einem Reinigungsprozess unterworfen wird. Solch präventive Behandlungen empfehlen sich insbesondere auch vor oder nach Phasen starker physischer und psychischer Beanspruchung.

Während die Sauerstoff-Mehrschritt-Therapie und die Ozon-Sauerstoff-Therapie ausschliesslich von Fachleuten zur Anwendung gebracht werden können und den Besuch einer entsprechenden Praxis erfordern – eine Prozedur, die ab Alter 45 oder 50, je nach Konstitution, alle 2 bis 4 Jahre wiederholt werden sollte –, gibt es in den dazwischen liegenden Zeiten die **Möglichkeit einer „Erhaltungsdosis". Dies in der Form von jeweils 2 bis 4 Litern medizinischem Sauerstoff**, der in periodischen Abständen über eine kleine Mund-Maske aus einem Druckbehälter konsumiert werden kann. Selbstverständlich passt diese Lösung darüber hinaus auch für all jene, die sich nach grösseren Anstrengungen einen Energieschub verpassen wollen, ganz einfach ihre Sauerstoffbilanz verbessern oder die Option therapieunterstützend nutzen möchten.

Allerdings: Wer sich mit dem Gedanken trägt, ab dem genannten Alter oder auch schon früher regelmässig Sauerstoff zu sich zu nehmen, um sein energetisches Potenzial zu erhöhen oder ein systematisches und kontinuierliches Anti-Aging zu betreiben, wird wohl gut daran tun, sich als Einstieg in ein derartiges Programm **eine Sauerstoff-Mehrschritt-Therapie nach Prof. Manfred von Ardenne zu gönnen, um seine Mikrozirkulation bis in die feinsten Verästelungen hinaus für die Aufnahme zusätzlichen Sauerstoffs zu konditionieren**. Auf jeden Fall dürfte die routinemässige Supplementation von Sauerstoff in den nächsten Jahren zu einem spannenden Thema für die

Präventiv- und die Sportmedizin sowie für das weite Feld des Anti-Agings werden. Für die regenerative Medizin ist sie es schon heute.

Vom Hahnenwasser zum Jungbrunnen:

Wasser – ein unterschätztes Lebenselixier

Nach dem Sauerstoff ist Wasser die zweitwichtigste Substanz, die der Mensch zum Leben braucht. Und hier ist der Mangel, den heute ein grosser Teil der Bevölkerung an diesem essentiellen Stoff leidet, teilweise eklatant. Tatsächlich sind viele Krankheiten ursächlich oder auslösend auf eine Dehydration – d.h. ein Austrocknen des Körpers infolge zu geringer Wasserzufuhr – zurückzuführen. Davor kann man sich durch eine regelmässige und reichliche Zufuhr von reinem Wasser schützen. Noch besser ist allerdings ein nach neuesten Erkenntnissen der physiologischen Wirkungen und der Bioverfügbarkeit aufbereitetes und optimiertes Trink- und Haushaltwasser. Der kontinuierliche Konsum dieses Wassers bildet denn auch eine vorzügliche Massnahme zur Optimierung der Körperfunktionen und zur Förderung des Wohlbefindens.

Wassermangel als Ursache vielfältiger Gesundheitsstörungen

Tatsächlich: Der zweitwichtigste Stoff, den der Mensch vorrangig und in grossen Mengen zum Leben braucht, ist Wasser. **Menschen können zwar 30 bis 50 Tage ohne feste Nahrung auskommen, aber nur etwa 5 bis 7 Tage ohne**

Wasser. Dieser Sachverhalt hätte eigentlich die Wissenschaft schon längst darauf bringen müssen, dass die herkömmliche Lehre von der Funktion des Wassers im menschlichen Körper nicht stimmen kann. Dennoch hält sich weiter hartnäckig die Lehrmeinung, dass dieser Stoff in dem zu 75% aus Wasser bestehenden menschlichen Körper im Überfluss vorhanden sei und dass dieses Wasser ausser seiner Funktion als Löse-, Transport- und Füllmittel keine weitere physiologische Aufgabe zu erfüllen habe.

Dieses Paradigma wurde vom iranischen Arzt und Forscher Dr. Faridun Batmanghelidj gründlich in Frage gestellt. Dieser fand - wie übrigens schon unzählige Personen vor ihm – heraus, dass **manche Befindlichkeitsstörungen und Krankheiten durch die regelmässige Einnahme von Wasser beseitigt werden können**. Im Unterschied zu jenen gab sich Batmanghelidj jedoch nicht mit dieser Beobachtung zufrieden, sondern suchte intensiv nach Zusammenhängen und Erklärungen.

Dabei stiess er auf eine ganze Reihe von Erkenntnissen, die sich wie eine Indizienkette aneinander reihen und zeigen, dass viele Krankheiten, die von der Schulmedizin lediglich symptomatisch behandelt werden, von einer zu geringen Wasseraufnahme begünstigt oder gar verursacht werden. Und er fand heraus, dass **Dehydration bzw. Austrocknung ein sehr verbreitetes Leiden ist, welches in den wenigsten Fällen richtig diagnostiziert wird** und auf dessen Folgeerscheinungen die etablierte Medizin nicht mit der

Empfehlung zur Aufnahme grösserer Wassermengen, sondern mit Medikamenten aller Art reagiert.

Als drastisches Beispiel sei hier die weit **verbreitete Magenübersäuerung** erwähnt. **Ihr gehäuftes Auftreten ist weitgehend eine Folge der heutigen Ernährung**, welche grosse Mengen an energiereichen und säurebildenden Nährstoffen und nur einen geringen Anteil an Ballaststoffen und säureneutralen oder neutralisierenden Flüssigkeiten enthält. Zuckerhaltige Limonaden beispielsweise vergrössern lediglich die Säurebelastung, statt diese abzubauen. Auf Magenübersäuerung mit den gefürchteten Krämpfen und Reflux – d.h. dem Zurückfliessen sauren Mageninhalts in die Speiseröhre – als Folgeerscheinungen reagiert die Medizin in der Regel mit Antaciden; mit Mitteln also, die die überschüssige Säure neutralisieren sollen, statt mit der Empfehlung, täglich und in einem regelmässigen Rhythmus bestimmte Mengen Wasser zu sich zu nehmen.

Frischwasser in der Rolle eines „Heilmittels"

Dr. Batmanghelidj hat in seiner Praxis über 3000 Patientinnen und Patienten allein dadurch von ihrer chronischen Magen- und Darmübersäuerung geheilt, dass er ihnen eine konsequente Frischwasser-Kur verordnete. Diese therapeutische Erfahrung führte ihn zum Schluss, dass die **chronische Übersäuerung des gastrointestinalen Trakts** meist nicht nur eine Folge von Fehlernährung, sondern zugleich eine Dehydrationserscheinung als Konsequenz einer zu geringen Wasseraufnahme ist.

Scheinbar paradoxerweise treffen solche und andere Erscheinungen, die grossenteils auf einen Wassermangel zurückzuführen sind, auch Personen, die den ganzen Tag über reichlich Flüssigkeiten zu sich nehmen. Diese Flüssigkeitsaufnahme ist jedoch häufig durch einen **ausgiebigen Genuss von Kaffee und Tee sowie von Fruchtsäften, Limonaden, Wein, Bier** und Mischgetränken aller Art gekennzeichnet. Leider ist noch recht wenig bekannt, dass manche dieser Getränke eher zu einer **Austrocknung des Körpers statt zu dessen Versorgung mit Wasser** führen.

Eine andere Krankheit, die **zum Teil ebenfalls der Dehydration zugerechnet werden muss, ist Arthrose**. Obwohl schon seit langem Indizien darauf hinweisen, dass es sich hier um eine Mangelkrankheit handeln dürfte und obwohl schon seit geraumer Zeit Untersuchungen vorliegen, die auf eine positive Wirkung der aus natürlichen Stoffen gewonnenen Nahrungssupplemente Glucosamin und Chondroitin zur Regeneration und Wiederherstellung der Elastizität der Gelenkknorpel hinweisen, wird diese Krankheit nach medizinischer Lehrmeinung immer noch als unheilbar eingestuft und sperren sich manche Gesundheitsbehörden nach wie vor beharrlich dagegen, die entsprechenden Nahrungsergänzungsmittel als solche zuzulassen.

In Ergänzung dazu hat Faridun Batmanghelidj festgestellt, dass zu den Ursachen von Arthritis und Arthrose auch eine nicht ausreichende Versorgung des Organismus mit Wasser zu zählen ist und dass anderseits, folgerichtig, eine gezielte Wassertherapie zu einer Linderung oder gar einer Heilung der Krankheit beitragen könnte. Dasselbe gilt auch für die rheumatoide Arthritis, die nach heutigem Verständnis auf eine **Defizienz des Immunsystems zurückzuführen ist, deren Ursachen jedoch ebenfalls zu einem beträchtlichen Teil in einem körperlichen Wassermangel liegen dürften.**

Durstgefühle sind kein zuverlässiger Indikator für Wassermangel

Eine wesentliche Ursache des chronischen Wassermangels, an dem heute grosse Teile der Bevölkerung in mehr oder minder ausgeprägtem Masse leiden, dürfte anthropologischer Natur sein: **Während der Mensch von der Natur für Leistungen ausgestattet ist, die er zur Erhaltung seiner Existenz gleichsam "im Schweisse seines Angesichts" erbringen musste, sitzt er heute in zentralgeheizten Räumen bewegungsarm vor seinem Computer.** Was konkret bedeutet, dass das Durstgefühl, das sich beim schwer arbeitenden Menschen nach einem Wasserverlust durch Ausdünstung und starke Atmung meldete, beim "Sitzarbeiter" modernen Zuschnitts ausbleibt.

Dies heisst nichts anderes, als dass sich der Mensch von heute nicht mehr auf sein Durstgefühl verlassen kann, um zu einer ausreichenden Wasserversorgung zu gelangen, sondern dass er **bewusst und aus Vernunftgründen trinken muss, um Dehydrationserscheinungen vorzubeugen.** Und es bedeutet auch, dass die Convenience-, Kult- und Modegetränke, die heute das Trinkverhalten prägen, zu einem grossen Teil nicht zu einer Verbesserung des Wasserhaushalts beitragen, sondern kontraproduktiv wirken.

Anderseits gilt nach wie vor das Durstgefühl als Zeichen dafür, dass der Mensch mehr Wasser benötigt – und wo es ausbleibt, denken heute erst wenige Menschen daran, dass sie aus gesundheitlichen Gründen Wasser trinken müssten. Auch die **klassische Medizin geht davon aus, dass das Durstgefühl bzw. der "trockene Mund" ein ausreichender Indikator für einen Wasserbedarf** und ein genügender Motivator für den Menschen sei, diesen zu decken. So kommt es denn, dass diese Medizin nicht nur die Bedeutung einer konsequenten und kontinuierlichen Versorgung des Körpers mit Wasser verkennt, sondern zugleich mit manchen ihrer Empfehlungen einer gefährlichen Dehydration Vorschub leistet.

Dies gilt beispielsweise für die Art und Weise, wie bei uns in aller Regel der Bluthochdruck behandelt wird. **Bluthochdruck ist - zumindest partiell - darauf zurückzuführen, dass infolge einer zu geringen Wasseraufnahme zu wenig Blutplasma zur Verfügung steht**, der Körper die Blutgefässe – gleichsam als Sparmassnahme – verengt und das Herz den Blutdruck erhöht, um die Versorgung auch bei verengten Kapillaren zu gewährleisten. Zugleich bremst der Organismus die Ausleitung von Salz, um mit dieser Massnahme möglichst viel Wasser zurückhalten zu können.

Die Schulmedizin auf dem therapeutischen Holzweg

Und was tut die Medizin? Aus der Tatsache, dass Bluthochdruck häufig mit einem erhöhten Salzgehalt einhergeht, zieht sie in **Verwechslung von Ursache und Wirkung** den Schluss, dass ein Überschuss an Natriumchlorid mit als Grund für die Hypertonie zu betrachten sei. Folgerichtig empfiehlt sie eine salzarme Diät und verordnet zu allem Überfluss noch harntreibende Mittel, um den vermeintlich zu hohen Salzstatus zu korrigieren. Weil sich dadurch das Problem in der Mehrzahl der Fälle nur noch verschlimmert, wird dann den Patienten die Dauereinnahme blutdrucksenkender Mittel verordnet. Dies, obwohl in unzähligen Fällen **das gezielte Wassertrinken eine unspektakuläre und erst noch kostenlose Lösung** gebracht hätte.

Ebenfalls mit Wassermangel oder mit dem **Trinken der falschen Flüssigkeiten hat ein beträchtlicher Teil aller Fälle von Übergewicht zu tun.** Durch süsse Limonaden wird das Blut mit Glukose überschwemmt, deren Überflusss zum Teil in Fett umgewandelt wird. Zugleich wird die Verwertung der Fettstoffe blockiert und bewirkt, dass letztere in die Fettzellen eingelagert werden. Die auf die Zuckerspiegel-Spitze folgende **Phase der Unterzuckerung führt schon bald danach zu Hungergefühlen** und zu einem Verlangen nach weiteren süssen Stoffen.

Auch dieses Hungergefühl hat einen wichtigen anthropologischen Aspekt: Während der Rumpf in den letzten Dezennien immer mehr von der harten physischen Arbeit entlastet, entwöhnt und in eine sitzende Position gedrängt wurde, sind die Anforderungen an den Kopf in jüngerer Zeit eher noch gestiegen. **Hungergefühle gehen jedoch vom Kopf aus, der sich bei starker Beanspruchung rasch unterversorgt fühlt und nach neuer Nahrung verlangt.** Allerdings haben Untersuchungen ergeben, dass das Gehirn auch bei einer Unterversorgung mit Wasser völlig undifferenziert mit analogen Signalen reagiert. **Wer also Durst hat und zu wenig trinkt, hat häufig die Tendenz, mehr zu essen.** Zum Glück funktioniert dieser Mechanismus meist auch im umgekehrten Sinne. Will heissen: Wer vor einer Mahlzeit ausreichend Wasser trinkt, fühlt sich rascher satt.

Aus diesen Beispielen ersieht sich mit aller Deutlichkeit, **welch vitale Bedeutung dem Wasserhaushalt für die menschliche Gesundheit zukommt.** Nachdem jedoch die Signale, die früheren Generationen einen Flüssigkeitsmangel anzeigten, weitgehend ausgefallen sind und nachdem sich auch Angebot und Versorgung im Getränkebereich fundamental gewandelt haben, bleibt es allein unserer Vernunft überlassen, einer schleichenden Dehydration zu

Lasten unserer Gesundheit und unseres Wohlbefindens vorzubeugen.

Wasser als Informationsträger

Im Allgemeinen wird jedoch nicht nur die physiologische Rolle unterschätzt, welche dem Wasser für den menschlichen Organismus zukommt, sondern auch dessen Funktion als Informationsträger. **In der durchtechnisierten und durchchemisierten Welt, in der wir leben, nimmt Wasser eine ganze Menge unterschiedlichster Informationen auf, die es zum Teil auch wieder abgibt.** Darunter befinden sich auch verschiedenste problematische und schädliche Informationen, die bei gehäuftem Auftreten zu gesundheitlichen Problemen führen können.

Denn Wasser, wie es bei uns aus dem Hahnen fliesst, ist zwar bakteriologisch rein und untadelig – dafür sorgen schon die hohen gesetzlichen Hygieneansprüche, die ans Trinkwasser gestellt werden –, aber meist mit Informationen belastet, die man ihm nicht ansieht und die auch mit den feinsten und differenziertesten Analysegeräten nicht sichtbar gemacht werden können. **Selbst Wasser, welches alle erdenklichen Reinigungsstufen einschliesslich Aktivkohlefilter durchlaufen haben, enthalten zwar keine Medikamentenrückstände mehr, wohl aber häufig noch deren Information.**

Das mag zwar für Uneingeweihte unglaublich klingen, wird aber durch folgendes Beispiel konkret untermalt: Personen die an schwerer Zöliakie (einer Unverträglichkeit des Klebereiweisses Gluten) leiden, können von schwersten körperlichen Reaktionen ereilt werden, wenn sie mit Gebäck in Berührung kommen, welches bloss neben einem glutenhaltigen anderen Stück stand, ohne mit diesem in direkten Kontakt zu gelangen. Will heissen: **Eine nicht** materialisierte Übertragung von blossen Schwingungen reicht aus, um entsprechende gesundheitliche Störungen auszulösen. Im Weiteren **kann Wasser auch Informationen enthalten und übertragen, die den Stromfluss stören und Elektrosmog bewirken.**

Qualitative Merkmale und physiologische Vorteile optimierten Trinkwassers

Aufgrund dieser Erkenntnisse gibt es mittlerweile Trinkwasser-Optimierungssysteme, welche weit über die klassischen Funktionen der Entkalkung und der Vermeidung von Legionellenbildung hinausreichen und auch die Elimination negativer Schwingungen aus dem Trinkwasser beinhalten. So kann dafür gesorgt werden, **dass negative Informationen mittels neutralisierender Frequenzen aus dem Wasser entfernt – also gleichsam „gelöscht" – werden**. Dabei handelt es sich vorwiegend um erhöhte Nitratwerte, Schwermetall-Einwirkungen, radioaktive und elektromagnetische Belastungen etc. Umgekehrt geben sie positive Schwingungen ans Wasser ab, versorgen dieses mit Photonen – wodurch der natürliche Aufbau von Sauerstoff im Wasser gefördert wird –, reduzieren die Clustergrösse und verbessern damit die Reinigungswirkung und die physiologisch entscheidende Bioverfügbarkeit für die Körperzellen.

Zugleich wird der im Wasser gelöste Kalk physikalisch so verändert, dass die für wasserführende Teile problematischen und auf Dauer zerstörerisch wirkenden Anhaftungen vermieden werden, ohne dass anderseits die ernährungsphysiologisch wertvollen Mineralstoffe eliminiert werden. **Durch all diese Effekte wird aus einem sogenannt „toten" Wasser,** welches zwar im Sinne der

Lebensmittelhygiene rein und einwandfrei ist, ein **lebendiges oder „belebtes" Wasser**, welches ihre Nutzer – ob getrunken, zum Waschen, Zähneputzen oder Duschen benutzt – **optimal erfrischt und als angenehm empfunden** wird.

Duschwasser beispielsweise wirkt sehr weich und angenehm netzend; zugleich wird auch der Bildung von Legionellen – die mit dem Wasserdampf inhaliert werden und die gefürchtete Legionellose oder Legionärskrankheit auslösen können – Einhalt geboten. Diese Eigenschaft kommt auch zum Tragen, wenn das Wasser für Zwecke der Luftbefeuchtung verwendet wird. **Die positiven Qualitätseigenschaften des so behandelten Wassers zeigen sich auch bei Haustieren** – hier ergaben Tests mit Katzen und Hunden eindeutige Präferenzen – wie auch für Zimmer- und Balkonpflanzen. Letztere können das Wasser dank seiner geringeren Clustergrösse über die Wurzeln besser aufnehmen. Denn Bioverfügbarkeit wirkt nicht nur beim Menschen, sondern auch bei Tieren und Pflanzen.

Gesamtdiagnostik nach der Oberon-Methode

Die von russischen Wissenschaftlern entwickelte Bioresonanz-Methode registriert und analysiert das Echo des Zellstaats Mensch

Oberon. Was hier mit dem Namen des legendären Elfenkönigs daherkommt, ist wohl eines der erstaunlichsten und leistungsfähigsten diagnostischen Tools überhaupt – allerdings mit dem Makel behaftet, dass es auf Erkenntnissen der Quantenphysik aufbaut, die auch heute noch für massgebliche Teile des physikalischen und vor allem auch des medizinischen Wissenschaftsbetriebs ein Buch mit sieben Siegeln ist – und zwar ungeachtet dessen, dass die modernen Computer-Technologien, deren sich die gleichen Wissenschaftler im Rahmen ihrer Forschungstätigkeit intensivst bedienen, ebenfalls auf einem Phänomen aufbauen, welches der Quantenphysik zuzuordnen ist: dem Tunnel-Effekt. Mit den Nachfolgesystemen von „Oberon" lassen sich innerhalb kürzester Zeit aussagekräftige Primärdiagnosen über den Versorgungs-, Belastungs- und Bedrohungsgrad von Patienten und Probanden erstellen, auf deren Grundlage individuelle Basisdossiers für Zwecke der Sicherung der gesundheitlichen Versorgung und ihrer Qualität aufgebaut und später kontinuierlich nachgeführt werden können. Mittlerweile – d.h. rund 30 Jahre später – versuchen auch grosse IT- und Pharma-Konzerne nach analogen Kriterien feindiagnostische Systeme für die „personalisierte Therapie und Medikation" aufzubauen. Allerdings dürfte die Applikation dieser Systeme mit um Potenzen höheren Kosten verbunden sein als jene, die sich nunmehr seit über 10 Jahren auf dem Markt befinden und ihren Dienst tun.

Präzise Aussagen auf der Basis von Vergleichsmustern

Im vorliegenden Fall handelt es sich um Schwingungen, die nicht per se, sondern nur durch Reaktionen mess- und interpretierbar sind, die sie bei bestimmten Medien auslösen. Im Institut für angewandte Psychophysik in Moskau hat man eine Analysemethode entwickelt, mit der sich solche Schwingungen anhand von Vergleichsmustern messen lassen. In der Praxis geschieht dies so, dass man – ähnlich wie bei der Magnetresonanz-Technologie – eine **elektromagnetische Strahlung auf den Körper einwirken lässt. Diese lösen bei den einzelnen Gewebsarealen des Körpers und seiner Organe einen Response in der Form von Schwingungsmustern aus, die vom System ausgewertet werden können.**

Diese Muster können indessen – was der Methode von der Schulmedizin angelastet wird – nicht absolut, sondern nur im Abgleich mit anderen Mustern gemessen und interpretiert werden, die mit Hilfe der evozierten Resonanz von funktionsfähigen Zellen wie auch von solchen, deren

Funktionsfähigkeit in unterschiedlichem Grad beeinträchtigt ist, erstellt werden. Da im Laufe der Zeit – basierend auf einer immensen Zahl von Fallstudien – eine **„Muster-Datenbank" angelegt werden konnte, die es ermöglicht, praktisch jede Abweichung vom Idealzustand nicht nur festzustellen, sondern auch zu quantifizieren**, können mit der Oberon-Methode Zustandsanalysen von erstaunlicher Treffsicherheit getroffen werden.

Weil dieser Abgleich nicht nur mit hoher Zuverlässigkeit, sondern zugleich mit grösster Geschwindigkeit vollzogen werden kann, lassen sich auf diese Weise innerhalb von 15 bis 30 Minuten alle für die Beurteilung des Gesundheitszustands relevanten Daten eines Probanden bzw. Patienten abfragen und tabellarisch darstellen. **Während bei bildgebenden Verfahren die Bildmuster erst noch interpretiert werden müssen, liegen hier bereits die Messresultate in quantifizierter Form vor.** Es ist in der Folge die Aufgabe des Therapeuten, daraus die richtigen Schlüsse zu ziehen.

Ergänzend sei hier darauf hingewiesen, dass die Methode seit über 10 Jahren in der russischen Raumfahrt wie auch in manchen führenden Kliniken Russlands mit bestem Erfolg eingesetzt wird. Im Westen dagegen ist sie noch kaum bekannt; ihre Applikation bezieht sich hier auf eine relativ kleine Zahl von Diagnostikern und Therapeuten, die dem komplementärmedizinischen Bereich zugeordnet werden. Wenn wir die Methode trotz ihrer Zuverlässigkeit dennoch als „prädiagnostisch" bezeichnen, so vor allem deshalb, weil sich **ihre wichtigsten Aussagen primär auf den energetischen Status der Patienten sowie auf deren biokybernetische Leistung und deren Versorgung mit Mikronährstoffen und nicht auf die Diagnose von Krankheiten beziehen.**

Wiederherstellung der Therapiefähigkeit durch Beseitigung der biokybernetischen Störungen

Dies sind alles Sachverhalte, die sich auf die existenziellen Grundlagen der Individuen beziehen – Conditio sine qua non gleichsam für deren physische und mentale Basis-Versorgung. Und zugleich ein **Hinweis dafür, dass zunächst der „mentale und somatische Normalzustand" wiederhergestellt werden und die Selbstheilungskräfte aktiviert werden sollten, ehe mit einem Therapiekonzept begonnen wird.** Eine chronische Krankheit beispielsweise ist ein Indiz dafür, dass die betroffenen Organe nicht richtig gesteuert werden – wofür die Ursachen in der Regulation des vegetativen Nervensystems, in Fehlsteuerungen durch das Zentralnervensystem und/oder in einer Defizienz der hormonellen Balance liegen können.

Wenn die Chronifizierung noch nicht zu weit fortgeschritten ist, so bestehen in manchen Fällen durchaus Chancen auf eine Heilung unter der Voraussetzung, dass die Steuerung durch die Beseitigung der Stressfaktoren und durch andere Massnahmen, die die mentale und die orthomolekulare Balance wiederherstellen, wieder ordnungsgemäss zum Funktionieren gebracht werden kann. **Denn so lange die Ursachen einer Krankheit fortbestehen, bleiben reale Heilungsprozesse weitgehend aussichtslos.**

Der gleiche Grundsatz gilt auch dort, wo es sich um energetische Defizite handelt. Die Messung des energetischen Potenzials ist theoretisch auch auf konventionelle Art durch bioelektrische Messungen möglich, bleibt aber strittig. Dies, weil die entsprechenden Resultate häufig nicht reproduzierbar sind und sich manche Leistungen, die auf diesem Gebiet erbracht werden, in der Domäne der

Scharlatanerie bewegen oder lediglich gewisse elektrische Spannungen oder die Energieumwandlung in den Zellen messen. Die Energetik, um die es hier geht, ist jedoch die Summe der körperlichen und der mentalen Energie – darin einbezogen der sogenannte „Antrieb" – die ein Mensch für sein Handeln aufbringen kann. Solche Potenziale aber lassen sich nur dann zuverlässig messen und bewerten, wenn sie aktiviert werden können.

Die wohl einzigen Methoden, die hier als zuverlässig gelten dürfen, sind deshalb jene, die sich von „Oberon" ableiten: **Hier kann aufgrund des Response, der durch die elektromagnetische Stimulation ausgelöst werden kann, nicht nur der gesundheitliche Zustand der Zellen und Gewebsareale, sondern auch deren energetisches Potenzial gemessen werden.** Ein hohes Potenzial ist dabei ein Indiz für einen wachen Geist mit hoher Antriebsstärke, ein niedriges dagegen deutet auf Antriebsschwäche, Lustlosigkeit und chronische Müdigkeit hin. Es versteht sich wohl von selbst, dass **unter schlechten energetischen Voraussetzungen bloss eingeschränkte Aussichten auf eine Heilung bestehen.** Meist ist denn auch davon auszugehen, dass die Betroffenen durch das energetische Defizit immer tiefer in die Krankheit gezogen werden – gleich einer Abwärtsspirale oder einem immer kraftloser um die eigene Achse drehenden Circulus Vitiosus.

Direkte Energiezufuhr mittels positiver Schwingungen

Nun hat allerdings die Oberon-Methode und haben die daran anlehnenden Folgesysteme nicht nur das Potenzial zur Diagnose, sondern im energetischen Bereich auch der Korrektur und der Restitution. Will heissen: Nach der Definition des energetischen Defizits besteht auch die

Möglichkeit, dieses durch die richtigen Schwingungsmuster zu substituieren oder zu ergänzen. Dadurch ist es **möglich, die Betroffenen mit neuer Energie zu versorgen, die ihnen hilft, die verhängnisvolle Spirale zu durchbrechen** und zurück zu jenem Potenzial zu gelangen, welches ihnen einen neuen Aufbau ihres aus dem Lot geratenen biokybernetischen Informationssystems ermöglicht.

Im Weiteren können zusammen mit der Abfrage der Gewebsareale und der Steuerungsfunktionen auf deren Zustand und reale Funktionsfähigkeit hin **auch die orthomolekularen Versorgungsgrade des Organismus analysiert** werden. Da auch hier durch die elektromagnetische Strahlung ein analoger Response ausgelöst werden und aufgrund eines umfassenden Potenzials an geeigneten Parametern und Vergleichsmustern analysiert werden kann, lassen sich die Defizite so quantifizieren, dass der Therapeut daraus gleich eine Liste für die Supplementation mit entsprechenden Ergänzungsmitteln generieren kann. Diese sollen dem Körper helfen, seinen Versorgungs- und Energiestatus wieder auf den richtigen Level zu bringen. Umgekehrt schafft die vorgängige energetische Restitution die Voraussetzungen dafür, dass die Mikronährstoffe auch richtig aufgenommen und verwertet werden können.

Dank seines ganzheitlichen Spektrums können Oberon und dessen Folgesysteme in nahezu sämtlichen medizinischen Disziplinen eingesetzt werden, insbesondere aber in der Neurologie, der Augenheilkunde, dem Hals-, Nasen- und Ohrenbereich, der Kardiologie, der Pneumologie, der Inneren Medizin, der Gynäkologie, der Orthopädie, der Urologie und Nephrologie wie auch in der Dermatologie. **Von besonderem Nutzen erscheint der Einsatz dieser Diagnostik aber auch im**

Bereich der chronischen Krankheiten – so beispielsweise bei den Leiden des rheumatischen Formenkreises, bei Multipler Sklerose, Fibromyalgie, Morbus Crohn, Colitis ulcerosa, COPD etc., aber auch bei den verschiedenen Formen von Krebs. In allen genannten Fällen besteht die Chance, auf diesem Wege den Ursachen der entsprechenden gesundheitlichen Störungen auf die Spur zu kommen.

Allerdings können Supplementationen und andere therapeutische Massnahmen ihr Potenzial nur dann entfalten, wenn die Probanden und Patienten nicht unter Stress stehen. Vor einer Diagnose nach dem Oberon-System sollte deshalb stets ein Stresstest vorgenommen und im Falle von pathogenem Stress dessen Hauptursachen beseitigt werden. In den meisten Fällen geht es dabei um die Beseitigung elektromagnetischer und geopathischer Strahlungen in den Schlafräumen, wo sie die Funktionen des körpereigenen Stressabbau-Systems Parasympathikus behindern oder gar blockieren.

Personalisierte Medikation und Ernährung

In den letzten Jahren ist in der Terminologie der Pharma-Industrie ein neuer Begriff aufgetaucht: **personalisierte Medikation. Was heisst das? Je nach Diagnose haben Patienten analoger Krankheitsbilder und ähnlicher Ätiologie stark unterschiedliche Behandlungsbedürfnisse,** die sowohl von genetischen Faktoren wie auch von verschiedenen Interaktionen zwischen Krankheit und Immunsystem, vom Zustand der befallenen Organe und Areale und von multiplen weiteren Aspekten beeinflusst sein können. Es können auch Behandlungs-Zielkonflikte vorliegen – so beispielsweise, wenn eine chronische Entzündung der Atemwege (COPD) mit einer Multiplen Sklerose einhergeht und deshalb einerseits eine

Autoimmunkrankheit zurückgedrängt, anderseits aber ein zu schwaches Immunsystem, welches mit der Entzündung nicht klar kommt, stimuliert werden muss. Hier liegt ein Zielkonflikt vor, der durch eine differenzierte Medikation gelöst werden muss.

Solch hochdifferenzierende Aufgaben werden aber voraussichtlich erst in einer weiteren Phase gelöst werden können. **Zunächst geht es einfach darum, die Patienten nach genetischen Merkmalen , Eigenheiten ihres Stoffwechsels, ihres Lebensstils und ihrer Ernährung in spezifische Gruppen einz**uteilen, diese wiederum untereinander sowie mit gewissen Krankheits- und Leidensbildern zu korrelieren und so zu Patientenkategorien zu gelangen, für die in der Folge eine bestimmte Kombination von Wirkstoffen zu einer auf ihre spezifischen Bedürfnisse zugeschnittenen Medikation zusammengestellt werden kann.

Dies setzt allerdings eine präzise diagnostische Erfassung der genannten Eigenheiten voraus, die im schulmedizinischen Bereich lediglich auf der somatischen Ebene möglich ist. Diese aber ermangelt sowohl der Vollständigkeit wie auch der Präzision, denn wie soll beispielsweise eine Niereninsuffizienz behandelt werden, die weder auf eine Infektion noch auf einen Diabetes Mellitus der Typen I oder II noch auf generelle fortgesetzte Ernährungssünden noch auf die unerwünschten Nebenwirkungen harnpflichtiger Medikamente, sondern auf eine schlechte oder anhaltend suboptimale Steuerung durch das vegetative Nervensystem oder auf Störungen im biokybernetischen Netz zurückzuführen ist? Hier **stochert auch eine typisierende medikamentöse Versorgung des Patienten so lange im Nebel, bis es gelingt, die Ursachen der Fehlsteuerung zu eliminieren.**

Oder wie soll eine personalisierte Therapie eines Patienten oder einer Patientin gelingen, **wenn das Problem in einem defizienten Hormonhaushalt besteht und es mangels diagnostischer Optionen nicht gelingt, die hormonellen Defizite zu definieren oder spezifische „Hormonräuber" zu identifizieren?** Auch hier würde eine Personalisierung, die diesen Namen verdient, eine viel weiter gehende diagnostische Leistung verlangen als sie auf der heutigen schulmedizinisch dominierten Basis erbracht werden kann. Konkret liegt die Lösung in einer Resonanz-Diagnostik nach dem Oberon-System, welche aus dem systematischen Abfragen einer immensen Zahl von Parametern ein zuverlässiges Bild von Insuffizienzen vermitteln kann, die ihre Ursachen in der Biokybernetik – d.h. der Steuerung des Organismus – haben.

Übrigens gehen heute die Big Global Players der Pharma- und IT-Industrie faktisch den gleichen Weg, der vor über zwei Dezennien mit „Oberon" beschritten wurde – nämlich mit der systematischen Auswertung riesiger Mengen an Diagnosen und Anamnesen in der Absicht, daraus Parameter für eine differenzierte patientenspezifische Diagnostik und für personalisierte Behandlungsoptionen entwickeln zu können. Allerdings stehen ihnen dafür weitaus potentere IT-Systeme zur Verfügung als damals den Russen.

Umgekehrt sind damit aber gewaltige Kosten verbunden, die über die Anwendung der Systeme als „return on investment" wieder hereingeholt werden müssen. Ob sich das für die Sozialmedizin je rechnen wird, erscheint derzeit eher fraglich. Eher dürfte sich die personalisierte Medizin neuen Zuschnitts als „upper class medicine" etablieren, während die Nachfolgesysteme von „Oberon" – allenfalls erweitert durch massentaugliche, kostengünstige Gensequenzierungs-Systeme – die Basisdiagnostik im sozial- und präventivmedizinischen Bereich gewährleisten können. Wobei allerdings anzumerken bleibt, dass auch die Folgesysteme von „Oberon" bei seltenen Krankheiten anstehen, selbst dann aber **dank ihrer anderen Strategie meist gute Aussichten auf einen therapieunterstützenden Support bieten.**

Höchster Nutzen in der präventiven Anwendung

Der substanzielle Nutzen der Oberon-Diagnostik im Dienste der personalisierten Medizin, Hygiene und Ernährung geht aber noch viel weiter: Da im Rahmen der Diagnostik alle für Medikation und Supplementierung der Patienten relevanten Daten abgefragt werden können, ist es **umgekehrt auch möglich, die Verträglichkeit und den Nutzen von Medikamenten, Nahrungsergänzungsmitteln und selbst Nahrungsmitteln mit den spezifischen Bedürfnissen und Verträglichkeiten der Patienten zu vergleichen** und auch dazu zuverlässige Aussagen zu treffen. Was konkret bedeutet, dass die personalisierte Medikation, Therapie, Supplementation und Ernährung erst durch den Einsatz der Bioresonanz und der neurovegetativen Regulationsdiagnostik ihr volles Potenzial erreicht.

Vor allem aber können auf der Basis der Bioresonanz-Diagnostik – unter der Voraussetzung, dass die Krankheit nicht schon zu weit fortgeschritten ist – **durch eine möglichst weitgehende Wiederherstellung der Grundversorgung und der Selbstheilungskräfte des Organismus die Konditionen für eine wirksame Therapie wie auch für eine bessere Lebensqualität geschaffen werden.** Allerdings ist dabei stets auch das Umfeld der Patienten mit einzubeziehen. Denn es grenzt an eine Sisyphusarbeit, wenn auf der einen Seite an einer Restitution des geistigen und physischen Potenzials gearbeitet wird, während auf der anderen die Störquellen und Ursachen der Krankheit unverändert bestehen bleiben – oder wenn der Patient selbst die Therapie nicht mitträgt.

Ein ganzheitlicher Ansatz muss somit auch eine Analyse der Umgebungsbedingungen vornehmen und die Voraussetzungen für die Elimination der Störfelder schaffen, um effektiv sein zu können. Hier liegt derzeit das Hauptgewicht im Bereich der elektromagnetischen und geopathischen Hygiene. Dies im Dienste einer ordentlichen Nutzung des bestehenden Regenerationspotenzials in jenen Ruhezeiten, die die Natur dafür vorsieht. **Denn wenn diese lebenswichtige Regeneration beeinträchtigt wird, dann werden die Bestrebungen zu einem besseren allgemeinen Gesundheitsstatus konterkariert.**

Dies wäre umso bedauerlicher, als die Diagnostik mit Oberon und den entsprechenden Folgesystemen eine starke präventive Leistung erbringt. **Ab einem gewissen Alter, spätestens aber ab 50, erscheint es sinnvoll, sich alle 2 bis 3 Jahre einem entsprechenden Test zu unterziehen,** bei dem versteckte gesundheitliche Probleme entdeckt werden können, lange bevor sie von den Betroffenen oder deren Umfeld wahrgenommen werden. Und hier erscheint – wenn gewisse Indizien für psychische Belastungen vorliegen – auch eine ergänzende Untersuchung im Rahmen der neurovegetativen Regulationsdiagnostik angezeigt, die zuverlässige Informationen über Stressbelastungen – auch über versteckte – sowie über entsprechende Stresstoleranzen liefert.

Gerade bei schweren Erkrankungen wird ja oft der Vorwurf laut, dass die Chancen einer Heilung vorhanden gewesen wären, wenn man die Symptome früher wahrgenommen oder ernst genommen hätte. Wo aber liegt der goldene

Mittelweg zwischen der Befürchtung, es könnte ein ernsthaftes gesundheitliches Problem im Anzug sein und der Hypochondrie, d.h. der Tendenz, sich wegen jeder kleinen Befindlichkeitsstörung bereits zur ärztlichen Konsultation zu begeben? Dazu kommt, dass bei vielen Menschen ab einem gewissen Alter laufend kleinere Störungen auftreten, die mit einer abnehmenden Leistungsfähigkeit gewisser Organe und Funktionen im Rahmen des normalen Alterungsprozesses zu tun haben. Da können relativ schwache Signale, die auf ernsthaftere gesundheitliche Störungen hindeuten könnten, schon mal überhört und übersehen werden. **Deshalb ist der regel- und routinemässige Check im Zweijahres- und später im Jahresturnus zweifellos als probates Mittel der Wahl zu bezeichnen.**

Es handelt sich dabei – verglichen mit den Kosten anderer Methoden der HighTech-Medizin – um ein **verhältnismässig günstiges Verfahren**, wenn man bedenkt, dass der ganze Organismus einschliesslich seiner Steuerungsfunktionen und seines Versorgungsstatus einem Gesamtcheck unterzogen wird. Allerdings wird die Methode hierzulande weder von der Schulmedizin noch von den Krankenkassen anerkannt. Was bedeutet, dass die Bioresonanz-Diagnostik vorderhand nur von Selbstzahlern in Anspruch genommen werden kann. Selbstzahler sind solche, welchen die Gesundheit wichtiger ist als die Aussicht, dass die Krankenkasse die Kosten des Krankseins übernimmt.

Wirbelsäule und Spinalkanal – Rückgrat des Lebens

Die Wirbelsäulen-Traktion bringt Rückenbeschwerden zum Verschwinden und vermeidet riskante Operationen

In Mitteleuropa sind Rückenschmerzen die zweithäufigste Ursache für Arztbesuche. Schätzungen zufolge wird in unseren Breitengraden permanent rund ein Drittel aller Menschen von irgendwelchen Rückenbeschwerden geplagt. Weiter wird geschätzt, dass in dieser Region gegen 70 % aller Menschen mindestens einmal im Jahr Rückenprobleme erleiden. Die meisten dieser Leiden beziehen sich dabei auf die Lendenwirbelsäule, die – im Gegensatz etwa zur Brustwirbelsäule – üblicherweise den stärksten Belastungen ausgesetzt ist. Nicht nur Überbelastungen, sondern auch die heute weit verbreitete Bewegungsarmut führen dazu, dass das Rückgrat bei einer Mehrheit der Menschen ab Alter 40 leichte bis schwere Deformationen aufweist. Dies vor allem in der Form von Wirbel-Fehlstellungen und zu geringer Abstände zwischen den Wirbelkörpern und den Bandscheiben. Mittels einer alten und leider in Vergessenheit geratenen physiotherapeutischen Methode kann dieses Problem durch periodische sanfte Eingriffe behoben werden. Die Wirbelsäule bleibt dadurch bis ins hohe Alter flexibel und funktionsfähig. Durch eine flächendeckende Applikation der Methode könnten somit unzählige Leidensbilder und viele riskante Operationen vermieden werden.

Ein Volksleiden und ein Kostenverursacher der Superlative

Am häufigsten treten Rückenprobleme ärztlichen Statistiken zufolge im Alter zwischen 50 und 70 Jahren auf. Nicht nur die volksgesundheitliche, sondern auch die volkswirtschaftliche Bedeutung dieses Leidens ist enorm: So werden beispielsweise In Deutschland Rückenschmerzen in 15 % aller Fälle als Ursache für Arbeitsunfähigkeit genannt. Und **nahezu 20 % aller Frühpensionierungen sind auf Rückenprobleme zurückzuführen.**

Zahlen aus Grossbritannien wiederum belegen, dass die indirekten Kosten für Rückenbeschwerden noch vor jenen für Alzheimer und Herz-Kreislauf-Störungen liegen. Und **in Deutschland werden die durch Rückenprobleme verursachten direkten und indirekten Kosten auf rund 2 Prozent des gesamten Bruttoinlandprodukts beziffert** – eine erschreckende Summe, die selbst den Gesundheitspolitikern nicht durchwegs geläufig sein dürfte.

Anthropologisch und evolutionsbiologisch betrachtet ist der aufrechte Gang des Menschen von den orthopädischen Konditionen her noch nicht voll bewältigt worden, stellt doch die Wirbelsäule einen eigentlichen Schwachpunkt in der „Konstruktion" dar. Denn bei schwerer körperlicher Arbeit, wie sie eigentlich für die Menschen früherer Zeiten selbstverständlich war, **kommt es oft zu einer Überstrapazierung des Rückgrats** – wie dies arbeitsmedizinische Statistiken in teils dramatischer Art belegen –, während umgekehrt aber auch **eine schwache körperliche Beanspruchung leicht zu einer Erschlaffung der stützenden Muskulatur** und damit zu einem substanziellen Verlust an Stabilität führen kann.

Tatsächlich sind Rückenleiden nicht nur sehr verbreitet, sondern **auch aus ökonomischer Sicht wohl als das mit Abstand wichtigste gesundheitliche Problem unserer Zeit** zu betrachten – dicht gefolgt von den somatisch-gesundheitlichen Problemen, die auf dauernde Stressbelastungen zurückzuführen sind. Wobei Interaktionen zwischen diesen beiden Leidensbildern durchaus häufig sind, können doch Rückenleiden und die daraus resultierenden Schonhaltungen ihrerseits zu erheblichen Stresssymptomen führen.

Verbreitete Sekundärwirkungen von Rückenleiden

A propos Interaktionen: Über die offensichtlichen Rückenprobleme hinaus gibt es eine grosse Dunkelziffer von Beschwerden, die ihre Hauptursache in der Wirbelsäule haben, jedoch nicht als solche erkennbar sind bzw. von den behandelnden Personen nicht erkannt werden. **Tatsächlich können Fehlstellungen des Rückgrats auf andere Organe ausstrahlen** und die Nervensignale so beeinträchtigen, dass einzelne Organe suboptimal arbeiten.

Ausserdem können selbst durch leichte Defekte der Wirbelsäule direkt Fehlstellungen und Fehlhaltungen des Bewegungsapparats provoziert werden, die namentlich die Knie- und die Hüftgelenke betreffen. Und die bisweilen zu Problemen führen, die fälschlicherweise als arthritisch oder arthrotisch definiert werden, obwohl deren Ursache in der Wirbelsäule zu finden wäre. **Die Ursachen der Wirbel-**

Fehlstellungen wiederum sind sehr vielfältig. Sie können pränataler Natur sein – wie beispielsweise bei manchen angeborenen Wirbelsäulen-Verkrümmungen oder Skoliosen und Becken-Schiefständen –, durch Unfälle entstehen oder durch Fehlhaltungen beim Sitzen, Gehen, Stehen und Liegen provoziert werden.

Die weitaus häufigste Ursache aber dürfte die Erschlaffung der Rückenmuskulatur sein, die durch eine in sitzender Haltung ausgeübte Tätigkeit begünstigt wird: Während eine gut trainierte Muskulatur die Wirbel in ihrer richtigen Position zu halten vermag, **kann die schlaffe, untrainierte Muskulatur dazu führen, dass besonders stark belastete Wirbel und die dazwischen liegenden Bandscheiben nach und nach recht eigentlich "aus der Reihe zu tanzen" beginnen.**

Eine häufige und **noch wenig bekannte Ursache liegt in Fehlstellungen des Gebisses**. Deshalb ist es wichtig, dass selbst bei kleineren Gebisskorrekturen stets darauf geachtet wird, dass die Zahnstellung funktional richtig ist und die Beissfunktionen so ablaufen, dass sich keine negativen Rückwirkungen auf die Wirbelsäule einstellen. Demzufolge sollte die Zahnstellung nicht beim bequemen Sitzen im Patientenstuhl des Zahnarztes, sondern von diesem beim Stehen der Patienten geprüft werden. In diesem Zusammenhang ist auch daran zu denken, dass Fehlstellungen der Zähne und des Gebisses nicht sofort zu Rückgrat-Beschwerden führen, sondern diese in der Regel erst nach Jahren oder Jahrzehnten bewirken oder verstärken.

Lebensader Spinalkanal

Der Spinalkanal ist jene verhältnismäsig enge Öffnung zwischen Wirbelkörper und Dornfortsatz, in welchem die zentralen Nervenbahnen verlaufen, die das Hirn mit den einzelnen Organen und den Extremitäten des Körpers verbinden. Wird dieser Spinalkanal eingeengt (fachsprachlich als Stenose bezeichnet), so entstehen an den betroffenen Stellen nicht nur Schmerzen, sondern es kommt häufig auch zu einer Störung der Signalübermittlung und als deren Folge zu einer Beeinträchtigung von Körperfunktionen. **So leiden beispielsweise viele Senioren an einer Stenose im Lendenwirbelbereich.** Diese kann sich so auswirken, dass schon nach kurzer Gehstrecke die Beine zu schmerzen beginnen und eine langsamere Gangart oder eine Pause erfordern.

Es handelt sich dabei um eine **spezielle Form der sogenannten „Schaufensterkrankheit"**, die – weil häufig noch andere Sachverhalte vorliegen – in der Regel mit einer ungenügenden Mikrozirkulation und einem Mangel an Sauerstoff im Blut, aber **nur selten mit einer Stenose in Verbindung gebracht wird.** Deshalb bleiben diese Beeinträchtigungen oft lange Zeit unentdeckt. Der Terminus „Schaufensterkrankheit" rührt übrigens daher, dass Personen, die von einer raschen Ermüdung der Beinmuskulatur und starken Schmerzen in Unterschenkeln und Füssen betroffen sind, nach kurzer Strecke wieder einen Halt einschalten und diesen im städtischen Umfeld mit einer langen Betrachtung von Schaufensterauslagen kaschieren.

Die häufigste Form und Ursache einer Stenose ist jedoch der Bandscheibenvorfall, welcher dann entsteht, wenn eine Bandscheibe weggequetscht wird und gegen den Spinalkanal drückt. Solche Vorfälle können mit sehr starken Schmerzen verbunden sein und werden häufig durch operative Massnahmen behoben. Diese sind jedoch nicht nur recht riskant, sondern sie können in den wohl meisten Fällen auch vermieden werden, wenn man sich auf eine heute kaum mehr praktizierte Form einer physiotherapeutischen Behandlung besinnt, von der nachstehend die Rede sein wird.

Nicht ursächliche Behandlung von Rückenleiden

Tatsächlich **werden Rückenbeschwerden in der Schulmedizin häufig symptomatisch und palliativ – d.h. medikamentös, operativ und mit dem Ziel der Schmerzunterdrückung**, aber kaum ursächlich – behandelt. Dieses Vorgehen ist in vielen, möglicherweise gar in den meisten Fällen nicht adäquat und zielführend. Denn es ist davon auszugehen, dass manche Gelenkprobleme – insbesondere solche der Knie- und Hüftgelenke – grossteils auf einer Wechselwirkung von Wirbel- und Bandscheiben-Fehlstellungen auf der einen und einer Schonhaltung zur Vermeidung von Schmerzen auf der andern Seite beruhen und sich so nach und nach hochschaukeln, **bis eines Tages der Gelenkersatz unausweichlich erscheint.**

Denn Fehlhaltungen haben die Tendenz, sich über den ganzen Bewegungsapparat, dessen Bewegungen und Kräfteparallelogramme sehr fein aufeinander abgestimmt sind, fortzusetzen und weitere Gelenke in Mitleidenschaft zu ziehen. So kann es also durchaus vorkommen, dass die Fehlstellung eines einzelnen Wirbels oder einer Bandscheibe dazu führt, dass die Betroffenen damit beginnen, ein Bein leicht nachzuziehen, dass dadurch das Knie bei Gehen eine zunächst kaum merkliche Torsionsbewegung ausführt und dass diese wiederum zu einer Fehlbelastung des Gelenks führt. **So können Sekundärschäden entstehen, deren eigentliche Ursachen wohl in den wenigsten Fällen richtig erkannt werden.**

In manchen dieser Fälle würde eine Korrektur der Fehlstellungen in der Wirbelsäule einschliesslich einer Remission der Bandscheiben helfen, diese Wechselwirkungen zu unterbrechen und – allenfalls mit Hilfe weiterer ursächlicher Massnahmen zur gezielten Restitution der Gelenkknorpel und der Wiederherstellung oder Erhaltung ihrer Elastizität – eine grundlegende Besserung der Situation herbeizuführen. Und damit – wohl zur Enttäuschung eines blühenden Industriezweigs, der seine Erträge mit Ersatzgelenken und aufwändigen Operationen generiert – **den Einbau künstlicher Gelenke überflüssig machen.**

Daneben sind aber auch zahlreiche weitere körperliche Leiden und Beschwerden auf ein Problem mit der Wirbelsäule zurückzuführen, bei denen kaum jemand auf die Idee kommt, sie könnten ihre Ursache im Rückgrat haben. Ein sehr verbreitetes Leiden, dessen häufige Korrelation mit einem Defekt des Rückgrats in der Fachwelt kaum bekannt ist, betrifft Asthma: **Was für eine Lungenkrankheit unbekannter Ursache gehalten wird, findet ihren Kern nicht selten in einer Fehlstellung des 7. Halswirbels.** Tatsächlich kann es nach einer entsprechenden Korrektur durch eine fachgerechte Traktion zu einer Spontanheilung kommen, die vom Umfeld nicht selten als „Wunderheilung" wahrgenommen wird.

Die ursächliche Behandlung von Rückenbeschwerden durch Wirbel-Fehlstellungen und Versteifungen nennt sich „Traktion"

Worin aber besteht eine adäquate Behandlung von Fehlstellungen der Wirbelsäule bzw. einzelner Wirbel und Bandscheiben konkret? Sie besteht – vereinfacht gesagt – in einer so genannten **"Traktion" des Rückgrats. Dabei werden die Wirbel mittels ruckartiger Bewegungen auseinandergezogen, so dass sie sich neu positionieren können.** Dies ist deshalb von Bedeutung, weil die Fehlstellungen häufig erst durch die Verstetigung und Versteifung zum Problem werden.

Durch die Traktion werden indessen nicht nur die Wirbelkörper wieder in die richtige Position gebracht, sondern auch die Bandscheiben, die dadurch wieder genügend Platz zwischen den Wirbeln erhalten. **Leichtere Bandscheibenvorfälle, die durch ihren Druck auf die Nervenbahnen enorme Schmerzen verursachen können, lassen sich auf diese Weise bisweilen rasch wieder remittieren und die Schmerzen zum Verschwinden bringen.** Sind die Wirbelkörper und die Bandscheiben wieder im Lot, so beginnt sich nach und nach auch die Rückenmuskulatur auf die neue Situation einzustimmen. Umso besser, wenn dieser Prozess durch entsprechende Bewegungen und durch das Vermeiden langen, gleichförmigen Sitzens unterstützt wird.

In manchen Fällen können entsprechende Beschwerden bereits mit einer einzigen Behandlung zum Verschwinden gebracht werden, bei hartnäckigen und verschleppten Problemen sind meist mehrere Behandlungen erforderlich. In jedem Falle empfiehlt es sich, die entsprechenden Eingriffe – die sich in der Regel aus vier bis fünf unterschiedlichen raschen Dehnungszügen zusammensetzen – **in Abständen von jeweils drei bis vier Wochen vier bis sechs Mal zu wiederholen.**

Solche Eingriffe können auch präventiv erfolgen. Denn bei den meisten Personen über 40 befindet sich das Rückgrat nicht mehr in seinem Idealzustand, sondern weist – insbesondere auf der Höhe der Lendenwirbel – häufig gewisse leichte Verschiebungen, Versteifungen und Verhärtungen auf. Durch eine Traktion lassen sich diese Organe wieder restituieren bzw. reponieren, was die Gefahr entsprechender Probleme und durch diese verursachte Sekundärleiden im Bewegungsapparat und bei anderen Körperorganen drastisch herabsetzen kann.

Bedarf an Hilfsmitteln zur standardisierten Behandlung

Allerdings sind längst nicht alle Physiotherapeuten und Heilpraktiker, die sich auch auf orthopädischem Gebiet betätigen, in der Lage, die Traktionen optimal durchzuführen. Und ausserdem sind es nur wenige, die diese Behandlung vollständig – d.h. für alle Varianten bzw. Positionen – durchführen können. **Dazu kommt, dass die korrekte Durchführung dieser Behandlungen seitens der Therapeuten eine gewisse Kraft und Körpergrösse voraussetzt.** Und schliesslich muss der Therapeut auch darauf achten, dass er sich mit der Anwendung seiner Kunst nicht selber körperlich schädigt.

Es besteht aus diesen Gründen **faktisch ein ausgewiesener und grosser Bedarf an einer Vorrichtung oder einem Gerät, mit welcher bzw. welchem sich entsprechende Anwendungen lege artis – d.h. in optimalem medizinischem und patientenspezifischem Modus** – durchführen lassen und dass dabei nach einheitlichem und wiederholbarem Standard verfahren wird. Ganz abgesehen davon, dass bei Menschen mit beträchtlichem Übergewicht wie auch bei solchen, die eine starke Abneigung gegen Körperkontakte empfinden – wie sie entsprechende Behandlungen im Bereich der konventionellen Traktion nun einmal erfordern – auf entsprechende Hilfsmittel kaum verzichtet werden kann.

Genau genommen bedarf es nebst einem bedeutenden Kontingent spezialisierter Physiotherapeuten, welche die entsprechenden Eingriffe lege artis durchführen können, zweier verschiedener Systeme: Das eine ist **ein diagnostisches Gerät, welches Fehlstellungen und andere Anomalien der Wirbelsäule erfassen und mittels eines bildgebenden Verfahrens anzeigen kann.** Beim anderen handelt es sich um eine spezielle Liege mit beweglichem Schlitten und Motorantrieb, welche sowohl dem Training der Rückenmuskulatur wie auch der Reponierung der Wirbelsäule dient. Das diagnostische System bedarf der Bedienung durch einen Spezialisten, der die bildlichen Anzeigen richtig interpretieren und in entsprechende Handlungsoptionen umsetzen kann.

Umgekehrt dient das andere Gerät der differenzierenden Rückenmassage. Es stärkt die Rückenmuskulatur und wirkt zugleich in orthopädischem Sinne auf das Rückgrat ein. Eine entsprechende Maschine kann **sowohl im privaten Bereich wie auch im Arbeitsumfeld überall dort eingesetzt werden, wo ein entsprechender Handlungsbedarf besteht.** So müsste ein derartiges Gerät beispielsweise in Betrieben stehen, in welchen ein grösserer Teil der Arbeitskräfte schwere körperliche Arbeit unter Einbezug ihrer Rückenmuskulatur leisten muss – so, dass sich die Betroffenen einmal pro Woche oder nach leichten bis mittleren Überstrapazierungen zu einer kurzen Massage darauflegen können.

Entsprechende Geräte wären **aber auch in Fitnesscenters sinnvoll**, ebenso als Zusatz-Dienstleistungen an verschiedensten Orten, wo sich Leute nach langen Phasen, die sie in sitzender Haltung verbracht haben, wieder ordentlich strecken möchten. Das kann beispielsweise in Personalaufenthalts- und sanitarischen Räumen von Bürobetrieben der Fall sein oder als kostenpflichtige Dienstleistung in Flughäfen oder Autobahn-Raststätten. Dort allenfalls als **neue Art eines Restitutionsraums, welcher gestressten wie auch ermüdeten Fahrern eine neue Art der Schnell-Erholung bietet**. Wichtig ist jedoch in jedem Fall eine fachkundige Instruktion.

Beide Gerätetypen sind heute verfügbar und können professionell eingesetzt werden – ebenso jene wenigen Fachleute, die noch die Kunst der Traktion beherrschen und die entsprechenden Kenntnisse und Fertigkeiten an Dritte weitergeben können. Was indessen noch fehlt, ist der Mut, das Problem entschlossen und pragmatisch anzupacken und damit **die Gesundheitskosten um eine respektablen Summe zu entlasten** – um einen Betrag mithin, der grösser sein dürfte als die Summe all jener kläglichen Rinnsale, die bislang durch sämtliche politisch induzierten ökonomischen Sparmassnahmen zusammengekommen sind.

Intakter Stoffwechsel – gesunder Mensch

Ob der menschliche Organismus genügend Nähr- und Schutzstoffe erhält, ist nicht bloss eine Frage der Ernährung, sondern auch des Stoffwechsels und der Enzyme.

Unter Stoffwechsel versteht man die Umwandlung von Nahrungsmitteln bzw. Nährstoffen in solche, die vom Organismus aufgenommen werden können. Damit dies geschehen kann, benötigt jedes Nährmittel ein spezifisches Enzym. Man schätzt die Zahl verschiedener Enzyme im menschlichen Körper auf über 30´000, von welchen jedoch bislang lediglich ein kleiner Teil identifiziert werden konnte. Wie übrigens auch die Stoffwechselvorgänge per se noch zu einem beträchtlichen Teil unerforscht sind. Was umso mehr erstaunt, als nicht nur die Nähr-, Mikronähr- und Schutzstoffe für ihre Bioverfügbarkeit auf enzymatische Prozesse angewiesen sind, sondern auch Medikamente. Ein Wissensdefizit besteht zudem noch im Bereich der Zusammenhänge zwischen Schwermetallen und Metabolismus. Was umso bedauerlicher ist, als erstere die Funktionen der Enzyme stören, bzw. diese je nach Belastung bis zum Erliegen bringen können. Die Folgen zeigen sich in einer suboptimalen Versorgung mit Mikronährstoffen und einer deutlich geringeren Bioverfügbarkeit von Medikamenten und Nahrungssupplementen.

Störfaktoren, die die Nährstoffversorgung beeinträchtigen

Wenn für die Verstoffwechslung bestimmter Nahrungsbestandteile die entsprechenden Enzyme fehlen, so spricht man von einer Nahrungsmittel-Unverträglichkeit. Dies ist beispielsweise bei Personen der Fall, die den Milchzucker – die sogenannte Laktose – nicht verarbeiten können, weil ihnen das Enzym Laktase fehlt. Dieses muss den Betroffenen in der Form eines Supplements zugeführt werden, wenn sie zur Verstoffwechslung von Milch und nicht fermentierten Milchprodukten befähigt werden sollten. Ansonsten kann es – je nach dem Grad der Unverträglichkeit – zu grösseren gesundheitlichen Problemen kommen.

Der Stoffwechsel des Menschen kann aber auch durch andere Faktoren empfindlich gestört werden – so beispielsweise durch das Einwirken von Schwermetallen. Diese können sich im Körper ansammeln und nach und nach den Stoffwechsel behindern. Denn der menschliche Organismus ist nicht in der Lage, grössere Mengen von Schwermetallen, die er über die Nahrung oder die Luft aufnimmt, wieder auszuscheiden. Vielmehr lagern sich die Schwermetallpartikel, die über die Blutbahnen in alle Regionen des Körpers gelangen, im Fettgewebe, in den Knochen, in der Leber und im Muskelgewebe ab und bilden dort temporäre Depots.

Wenn nichts geschieht, werden Menschen, die einer starken Belastung mit Schwermetallen ausgesetzt sind, nach und nach zur Deponie für solch unerwünschte Stoffe, die nicht nur ein gewisses Giftpotenzial entfalten, sondern ausserdem die Enzyme blockieren – und dies absolut unspezifisch, d.h. **die Schwermetallionen unterscheiden nicht zwischen den einzelnen Enzymen, sondern können alle Organismen dieses Funktionsbereichs treffen** und damit die Aufnahme von Nährstoffen behindern.

Da der Mensch auf diese Weise einen Teil der Nahrung – und vor allem auch der zugeführten Mikronährstoffe – nicht verwerten kann, hat sein Organismus auch bloss einen Teil der benötigten Schutzstoffe zu seiner Verfügung. Und umgekehrt ist davon auszugehen, dass von Schwermetallbelastungen betroffene Patienten die ärztlich verordneten Medikationen ebenfalls bloss zum Teil zu metabolisieren vermögen. Dies, weil es auch dazu enzymatischer Prozesse bedarf. **Ergo empfiehlt es sich, im Rahmen einer Initialdiagnose auch gleich die Schwermetallbelastung des Patienten zu testen** und – wenn diese über einem gewissen Grenzwert liegt – zunächst eine entsprechende Ausleitung zu veranlassen.

Die Schwermetallbelastung kann – falls der General-Check nach der Oberon-Diagnostik dafür keine ausreichenden Angaben liefert – nach schulmedizinischen Kriterien im Rahmen eines Test-Ausleitungsprocederes mit anschliessender Stuhlproben-Entnahme und -Analyse durchgeführt werden. Danach ist zu entscheiden, ob vorgängig oder im Rahmen einer entsprechenden Therapie Ausleitungsmassnahmen getroffen werden sollen. Dafür gibt es zwei unterschiedliche Verfahren, die sich jedoch gut ergänzen können: Das eine besteht in einer **Ausleitung mit infundiertem Chelat, die andere in einer Ausleitung mit Hilfe eines speziell konditionierten Mineralstoffs**, der Schwermetalle im Magen-Darm-Trakt sicher binden und danach mit den Stuhlausscheidungen aus dem Körper befördern kann. Beide Verfahren können übrigens mehrmals wiederholt werden, bis Gewissheit besteht, dass der Körper bis auf unbedenkliche Restmengen „clean" ist.

Dominierender Energiestoffwechsel

Innerhalb der Stoffwechselvorgänge spielt der Energiestoffwechsel zweifellos eine Hauptrolle, ist doch die Versorgung der Zellen mit Energie das A und das O der menschlichen Existenz. **Denn kraftlose Zellen vermögen nicht nur dem Individuum keine Energie zu liefern, sondern sie fallen auch rasch Angriffen von Krankheitserregern aller Art wie auch mutagenen Prozessen oder einem frühen Zelltod zum Opfer.** Deshalb fällt Stoffwechsel-Prozessen, die die Zellareale des Körpers – allen voran jene des Herzens und des Hirns – mit Energie versorgen, eine vorrangige Rolle zu.

Dazu muss man wissen, dass es für einen reibungslosen Stoffwechsel nicht nur die richtigen Nähr- und Mikronährstoffe und das besagte Heer von Enzymen braucht, sondern ausserdem die sogenannten „Co-Enzyme", welche die letzteren gleichsam bei der Arbeit unterstützen. Wenn also – um dies anhand eines unpassenden Vergleichs zu exemplifizieren – **die Mitochondrien der Zellen gleichsam die Motoren darstellen, so sind die Mikronährstoffe die Treibstoffe und die Enzyme die Katalysatoren**, die diese Treibstoffe in eine verwertbare Form bringen. Und die Co-Enzyme sind in Ergänzung dazu die Schmiermittel, welche dafür sorgen, dass die übrigen Aggregate und Substanzen ihre Funktion einwandfrei erfüllen können.

Wenn es nun unter diesen Co-Enzymen eine Rangordnung für Bedeutung und Funktion gäbe, so müsste diese den beiden Coenzymen Q 10 und NADH zufallen. Beide sorgen im

Energiestoffwechsel dafür, dass die Versorgung der Zellen mit Brennstoff korrekt abläuft. In dieser Hinsicht sind **beide Stoffe von derart übergeordneter Bedeutung, dass es sich empfiehlt, eine Unterversorgung des Organismus mit diesen beiden Coenzymen durch entsprechende Nahrungsergänzungsmittel zu decken.** Im Einzelnen:

NADH – Coenzym Nr. 1

Das Coenzym NADH ist das Kürzel für die natürliche biologische Substanz *Nicotinamid Adenin Dinucleotid*. Wobei das zusätzliche „H" für Wasserstoff steht und zum Ausdruck bringt, dass diese Substanz in einer biologisch aktiven, hochenergetischen Form vorliegt. **NADH gilt als wichtigstes Coenzym des Körpers und wird deshalb auch „Coenzym 1" genannt**. Es unterstützt zahlreiche lebenswichtige Funktionen und Prozesse, allen voran die zelluläre Entwicklung und die Energieproduktion in den Zellen. Es unterstützt zudem die Umwandlung von Nährstoffen in Energie für die Mitochondrien und **wirkt gleichsam als „Carrier" für die Bereitstellung der bioelektrischen Elektronen zur Übermittlung der biokybernetischen Steuerungsbefehle im Organismus.**

Im Weitern gilt NADH als potenter Radikalenfänger. Zwar hat sich die Mär von der potentiell gefährlichen Kettenreaktion, die angeblich durch freie Radikale in Gang gesetzt wird und dabei einer ganzen Reihe von Zellen die Lebensgrundlage entziehen soll, in jüngster Zeit stark relativiert. Jedenfalls haben kritische Nachuntersuchungen diese These nicht bestätigt. Dass anderseits jedoch aggressive Radikale den Alterungsprozess von Zellen und Gewebearealen negativ beeinflussen können – man spricht dabei von oxidativem Stress – hat sich weitgehend als real erwiesen. Ebenso geht man nach wie vor davon aus, dass die Freien Radikalen durch NADH aufgehalten und neutralisiert werden können. **Vor allem aber versorgt NADH Körper und Organe mit Hydrid, der bereits erwähnten hochpotenten Form von Wasserstoff.** Zellen, die zusätzlich mit Hydrid versorgt werden, sind lebendiger und ermüden nicht so rasch wie andere.

Dieser Aspekt spielt gerade in der heutigen Zeit, in der Aspekte wie Reizüberflutung, nahezu permanente Erreichbarkeit und gewachsener Erwartungsdruck nicht nur zu rascherer Ermüdung, sondern auch zu spärlicher bemessenen Erholungszeiten führen, eine überaus wichtige Rolle. Aus diesen Gründen ist einem ausreichenden NADH-Status prioritäre Beachtung zu schenken. **Der Mensch nimmt NADH auch im Rahmen seiner Ernährung zu sich: Der Stoff kommt vor allem im roten Fleisch sowie im Geflügel und im Fisch sowie in kleineren Mengen auch in Obst und Gemüse vor.** Allerdings ist der Stoff recht heikel: Kochen kann ihn zerstören und der Magen/Darm-Trakt setzt ihm bisweilen so stark zu, dass davon nicht mehr viel übrig bleibt.

Eine **Supplementation in der Form eines Nahrungsergänzungsmittels macht deshalb durchaus Sinn**. Dies umso mehr, als die sogenannt „ausgewogene" Ernährung angesichts der hektischen Zeit, In der wir heute leben, häufig nicht mehr ausreicht, um unseren Zusatzbedarf an körperlicher und mentaler Energie stets zu decken. Kommt dazu, dass in Relation zur Menge zugeführter Nahrung auch die Belastung durch oxidativen Stress steigt. Es erscheint deshalb sinnvoll, weniger Nahrungsmittel aufzunehmen und anderseits etwas mehr NADH zu supplementieren.

Zugleich darf alles, was den Menschen in der Balance hält und seine Zellen mit Energie versorgt, ohne sie anderseits zu

strapazieren, als Mittel gegen vorzeitiges Altern betrachtet werden．** Denn Zellenergie und Zellregeneration sind gleichzusetzen mit Lebensenergie: Damit Zellen sich erneuern können, müssen nicht nur die Baupläne des „Zellstaats Mensch" durch ein gut funktionsfähiges biokybernetisches System eingehalten werden, sondern es bedarf auch der erforderlichen energetischen Bedingungen, um das ganze System in Schwung halten zu können. Dafür sorgt ganz offensichtlich **NADH, von dem keine unerwünschten Nebenwirkungen bekannt sind** und das deshalb umso mehr den Ruf eines potenten und zur Daueareinnahme geeigneten Lebenselixiers verdient.

Bedeutungsmässig auf gleicher Stufe: das Coenzym Q10

Praktisch auf die gleiche Bedeutungsstufe wie das Coenzym 1 ist auch das Coenzym Q10 zu stellen, welches in jeder gesunden Zelle enthalten ist. **Dort stellt es als primäre Aufgabe die Zellatmung sicher, die auch die Grundlage für die Energieversorgung** der Zellen bildet. Es weist zudem gewisse Parallelen zum Vitamin E auf, welches als potentes Antioxidans gilt. Vitamin E wird in der Lebensmitteltechnologie vor allem Fettstoffen beigegeben, die man damit vor Oxidation – d.h. vor frühzeitigem Verderb durch ranzig werden – schützt. Antioxidantien wiederum werden in enge Verbindung mit dem Anti-Aging gebracht, gelten doch gehäuft auftretende Oxidationsprozesse als Zeichen und Vorboten eines frühzeitigen körperlichen Verfalls.

Zumindest **in jungen Jahren ist ein gesunder Körper in der Regel in der Lage, selbst in ausreichendem Masse Coenzym Q10 zu generieren. Mit dem Alter lässt diese Fähigkeit nach,** nicht aber der von den Lebensumständen ausgehende Druck, der heute auch auf Menschen mittleren und höheren Alters lastet. Die Erwägung darüber, ob eine Zufuhr von zusätzlichem Q10 sinnvoll erscheint, gelten denn auch im gleichen Masse wie für NADH: Der Lebensstil und die Lebenserwartung haben sich in jüngerer Zeit in einem Masse geändert, dass es absolut legitim erscheint, diesen Umständen durch eine Supplementation mit Q10 Rechnung zu tragen.

Dies umso mehr, als bei einer erhöhten Einnahme von Medikamenten sowie bei Stress, Übergewicht, einseitiger Ernährung, häufigem Kranksein oder chronischen Krankheiten sowie Störungen im Metabolismus ein erhöhter Bedarf nach diesem Coenzym besteht, der von der körpereigenen Produktion bisweilen schon in jüngeren Jahren nicht gedeckt werden kann. **Als Supplement wird Q10 auch von Sportlern geschätzt, kann es doch durch die Unterstützung der Zellatmung mehr Sauerstoff und damit mehr Energie verfügbar machen, ohne unter das Odium des Dopings zu fallen.**

Eine 2013 veröffentlichte Studie über die Wirkung von Q10 auf die Leistungsfähigkeit von Spitzensportlern hat gezeigt, dass eine tägliche Supplementierung von 20 mg Q10 zu einer Verbesserung der Leistungsspitzen um über 10% führen kann. Und was für Spitzensportler zutrifft, das gilt auch für den Alltag von Normalbürgern, die erhöhten physischen und mentalen Anforderungen ausgesetzt sind. In diesem Zusammenhang ist auch eine weitere Wirkung des Coenzyms Q10 von Bedeutung: **Es mindert Stress und befreit offenbar auch von Depression und Angst.** Dies jedenfalls haben Tierversuche mit Ratten ergeben, die als sehr gelehrige und sensible Tiere gelten und in ihren Verhaltensweisen gewisse

Parallelen zum Menschen zeigen. Wurden die Tiere in Dauerstress versetzt, so vermochte ihnen Q10 jene Entspannung, Ruhe und Besonnenheit zu vermitteln, die in Stress-Situationen besonders wichtig erscheinen.

(In diesem Zusammenhang sei auch gleich noch die Frage erörtert, weshalb denn die Studie mit Ratten und nicht mit Menschen durchgeführt wurde, zumal ja auch Q10 als frei von unerwünschten Nebenwirkungen gilt. Der Grund liegt ganz einfach darin, dass Versuche mit Menschen sehr umfangreichen Auflagen unterliegen, die im Vergleich mit Tierversuchen einen extremen Aufwand erfordern. Dafür aber steht – da es sich beim Coenzym Q10 nicht um ein patentierbares Produkt handelt, hinter dem auch kein potenter Konzern steht – kein Geld zur Verfügung).

Q10 hält den Herzmuskel in Schwung

Eine ganz besondere Bedeutung kommt dem Coenzym Q10 für die Gesundheit und gute Funktionsfähigkeit des wichtigsten Muskels im menschlichen Körper zu: dem Herzmuskel. Tatsächlich **sind Störungen der Herzleistung in der Regel mit einer zu geringen Versorgung mit Q 10 assoziiert**. Der Herzmuskel ist denn auch in entscheidendem Masse auf eine kontinuierliche und ungestörte Versorgung mit Energie angewiesen. Diese wird durch das Coenzym Q10 sichergestellt.

Deshalb ist eine Supplementierung mit Q10 auch Massnahme der Wahl, wenn es um die medizinische Versorgung und die Rekonvaleszenz von Patienten geht, die an Herzinsuffizienz, Angina Pectoris und Herzrhythmusstörungen leiden bzw. litten und die auch mit einem erhöhten Infarktrisiko leben. Untersuchungen haben ergeben, dass Herzpatienten mit der täglichen **Zufuhr einer mittleren bis höheren Dosis von Q10**

ihre Anfälligkeit für Störungen dieser Art deutlich reduzieren können, ebenso das Risiko eines Infarkts. Deshalb empfiehlt es sich für Leute über 40, die in ihrem privaten oder geschäftlichen Umfeld öfters unter Druck geraten, Q10 regelmässig und mit präventiver Zielsetzung einzunehmen. Für eine präventive Einnahme empfiehlt sich eine Dosis von 30 bis 50 mg pro Tag, bei einer therapeutisch indizierten eine solche zwischen 100 und 200 mg.

Die vorbeugenden wie auch die therapeutischen Wirkungen von Q10 gehen jedoch noch viel weiter. So kann die Ergänzung der Nahrung durch Q10 bei Personen, die an Diabetes Mellitus leiden, nicht nur das Leiden selbst lindern, sondern auch dessen Folgeschäden begrenzen. **Denn Q10 senkt nicht nur den Blutzuckerspiegel und den Blutdruck, sondern mindert auch die Strapazierung von Blutgefässen, Nerven und Nieren durch ein permanentes Übermass von Zucker im Blut nicht zuletzt auch dadurch, dass es die Bauchspeicheldrüse schützt** und diese zu höherer Leistung befähigt. Im Weiteren geht auch Krebs in der Regel mit einer unterdurchschnittlichen Versorgung der betroffenen Organe und Gewebsreale einher, wie Untersuchungen ergeben haben.

Gesund durch hormonelles Gleichgewicht

Der menschliche Organismus wird nicht nur vom zentralen und dem vegetativen Nervensystem, sondern auch von hormonellen Regelkreisen gesteuert. Schlecht, wenn diese aus der Balance geraten.

Hormone sind Signal- und Botenstoffe, die im menschlichen Körper – parallel zum zentralen und zum vegetativen Nervensystem – wichtige Steuerungs- und Regulierungsfunktionen wahrnehmen. Diese Stoffe werden vom Organismus grösstenteils selbst hergestellt. Sie folgen komplexen Regelkreisen und wirken sowohl auf die physischen Vorgänge wie auch auf die psychischen Bewegungen des Menschen ein. Ein Zuviel an Hormonen – von denen es unzählige gibt, die alle ihre spezifischen Funktionen dadurch erfüllen, dass sie Prozesse stimulieren oder hemmen – kann den Organismus ebenso aus dem Tritt bringen wie ein Zuwenig. Ein gesunder Mensch in Ruhesituation befindet sich deshalb stets im hormonellen Gleichgewicht. Hormonelle Ungleichgewichte und Störungen, die bei den üblichen diagnostischen Verfahren in der Regel unentdeckt bleiben, lassen sich im Rahmen einer ganzheitlichen Initialdiagnose feststellen. Die Behandlung im Sinne der

Wiederherstellung der Balance stellt in der Regel kein grosses Problem dar, da es mittlerweile auf dem Markt genügend Präparate gibt, mit welchen sich die diagnostizierten Defizite ausgleichen lassen. Allerdings hat die völlig unsinnige Verpolitisierung des Themas durch die Agrarpolitik der EU (!) nicht nur den Wissensstand der Medizin in dieser Domäne behindert, sondern auch pragmatische Ansätze und Erfahrungen in Prävention und Therapie im Bereich der Hormonbehandlungen teilweise verzerrt und um Jahrzehnte verzögert – zulasten einer Unzahl von Patienten, die daraus hätten Nutzen ziehen können.

Eine differenzierte Betrachtungsweise tut not

Hierzulande ist der Begriff „Hormon" in den siebziger Jahren des vergangenen Jahrhunderts zum Bestandteil des Allgemeinwissens geworden, als **Ärzte mit Hormonbehandlungen im Sexualbereich zu experimentieren begannen** und als sich in den Gazetten eine rege Diskussion pro und contra entfaltete. Insbesondere kam dabei das **weibliche Hormon Östrogen** zum Tragen, von dem man sich eine bessere Bewältigung bzw. Minderung der Wechseljahresbeschwerden versprach, während auf der Seite der Männer das **männliche Pendant Testosteron** zum Einsatz gelangte, welches einem Verlust an Potenz vorbeugen sollte.

Leider wurden und werden dabei die Risiken entsprechender Eingriffe in den Körperhaushalt stets unterschätzt – allen beschwichtigenden Beteuerungen der behandelnden Ärzte zum Trotz. Die Kehrseite der Medaille: **Östrogene steigern im**

Falle von Langzeit-Anwendungen die Gefahr von Brustkrebs signifikant, während Testosteron ein beträchtliches Gefährdungspotenzial für Hoden und Prostata beinhaltet. Dies jedenfalls haben verschiedene Langzeit-Studien ergeben, welche inzwischen von mehreren Universitäten durchgeführt wurden. Umgekehrt hat es sich aber auch gezeigt, dass die Behandlung mit Sexualhormonen keineswegs die hohen Erwartungen zu erfüllen vermag, die in sie gesetzt werden. Fazit: Die Risiken solcher Behandlungen stehen offensichtlich nicht in einem besonders günstigen Verhältnis zu den bestenfalls zu erwartenden Wirkungen.

Anderseits wäre es jedoch falsch, deswegen die Anwendung von Hormonen generell in Frage zu stellen. Denn **Hormone erfüllen für das menschliche Wohlbefinden eine Schlüsselrolle**. Und gerät der Hormonhaushalt mal aus dem Gleichgewicht, so kann dies zu einer Fülle von Funktionsstörungen und diffusen Beschwerden führen. Solche Erscheinungen sind heute weit verbreitet. Sie werden von der herkömmlichen Medizin jedoch in den seltensten Fällen dem aus dem Lot geratenen Hormonhaushalt zugeschrieben und damit kaum je richtig diagnostiziert, sondern in der Regel mit medikamentösen und anderen Eingriffen in den Körperhaushalt schein-therapiert. **Werden sie jedoch richtig diagnostiziert, so lassen sie sich durch umsichtige Supplementierungen zumeist sehr wohl korrigieren und wieder ins Lot bringen.**

Tatsächlich ist es die **Kunst der Endokrinologie** – d.h. der medizinischen Lehre von den hormonellen Wirkungen und Wechselwirkungen – **einen aus dem Gleichgewicht geratenen Hormonhaushalt wieder in die richtige Balance zu bringen**. Im Wesentlichen ist dabei jedoch zu unterscheiden, ob es sich bei den ins Spiel gebrachten Stoffen um wirkungsdefinierte Hormonpräparate handelt oder um sogenannte „Prohormone", aus welchen sich der Organismus selbst jene hormonellen Substanzen generiert, welche er benötigt.

Politisch induziertes Wissensdefizit im hormonellen Bereich

Demgegenüber kann die Behandlung mit den beiden starken, wirkungsdefinierten Sexualhormonen Testosteron und Östrogen genau das Gegenteil bewirken: Der Hormonhaushalt wird weiter aus der Balance bewegt statt ins Lot gebracht. Dies kann letztlich nicht nur zu den erwähnten negativen Langzeitfolgen führen, sondern auch kurzfristig zu unerwünschten Wirkungen und Befindlichkeitsstörungen beitragen, die jedoch meist nicht als solche erkannt werden. Was wiederum häufig zur Folge hat, dass nicht die Ursachen, sondern die Symptome zum Gegenstand weiterer ärztlicher Bemühungen gemacht werden. Unter Abwandlung eines bekannten Zitats des österreichischen Schriftstellers Karl Kraus liesse sich monieren: **Die Hormonbehandlungen mit Östrogen und Testosteron schaffen letztlich jene gesundheitlichen Probleme, als deren Lösung sie angepriesen werden.**

Leider hat man in Europa eine sachliche Einschätzung der Hormon-Thematik dadurch verpasst, dass sich die Politik der Sache angenommen hat. Das kam so: Um sich gegen den Import von US-amerikanischem Rindfleisch zu wehren, begann die damalige Europäische Gemeinschaft EG die Hormonfrage zu thematisieren. Dabei stützte sie sich auf die Tatsache, dass die zuständigen Behörden der Vereinigten Staaten den Viehzüchtern des Landes die Verwendung von Wachstumshormonen gestatteten. Daraus **wurde in Europa flugs die These konstruiert, dass der Verzehr solchen**

„Hormonfleisches" mit einer gesundheitlichen Gefährdung der Konsumenten verbunden sei.

Obwohl die EG und später die EU alle Hebel in Bewegung setzten, um diese These wissenschaftlich zu erhärten, konnte der Sachverhalt nie bewiesen werden. Vielmehr stellte es sich heraus, dass selbst durch den kiloweisen Verzehr von US-Beef nicht jene Hormonmenge zusammenkam, die in einer einzigen Antibaby-Pille steckte – abgesehen davon, dass es sich um eine ganz andere Hormonart handelte. Ungeachtet dessen hielten jedoch EG und EU an ihrer These von der gesundheitlichen Bedenklichkeit dieses Fleisches eisern fest. **Und dieses Festhalten an einem absurden Glaubenssatz schlug in der Folge voll auf den Heil- und Nahrungsmittelmarkt durch.** Denn:

Da man konsequenterweise nicht im Pharma- und im Nahrungszusatzbereich zulassen konnte, was man bei den Nahrungsmitteln schon in minimaler Dosis als schädlich betrachtete, wurden Import und Vertrieb von Hormonprodukten – die in den USA teilweise dem Nahrungsergänzungsmittelbereich zugeordnet wurden und damit frei verkehrsfähig waren – faktisch verboten. Und **da man sich in Brüssel nicht einmal die Mühe nahm, zwischen Eigenschaften und Wirkungsweise der einzelnen Hormonarten zu unterscheiden, entwickelte sich daraus eine allgemeine hormonelle Phobie**, was dazu führte, dass eine für die menschliche Gesundheit essentielle Thematik in Europa praktisch gemieden wurde.

DHEA – ein Prohormon mit Schlüsselfunktion

Mit dieser undifferenzierten und dilettantischen Betrachtungsweise wurde auch der Umstand negiert, dass eine grundsätzliche Unterscheidung zwischen wirkungsdefinierten Hormonen und sogenannten „Prohormonen" zu treffen ist. Unter den letzteren ist eine Art „hormoneller Rohstoff" zu verstehen, aus dem sich der Körper die von ihm benötigten Hormone der vorgenannten Kategorie selbst bildet. **Das wohl bekannteste Prohormon, welches zum Ausgleich von hormonellen Defiziten genutzt wird, ist DHEA (Dehydroepiandrosteron), welches in den USA frei als Nahrungsergänzungsmittel erhältlich ist.** DHEA wird in der Nebennierenrinde gebildet und gelangt von dort aus über die Blutbahnen in die Zellen, wo es – je nach Bedürfnis – in weibliches Östradiol und andere Östrogene und in männliches Testosteron oder andere Androgene umgewandelt wird.

Der menschliche Körper produziert DHEA ab dem 6. Lebensjahr. In der Folge steigt der Spiegel kontinuierlich an und erreicht seinen Höhepunkt zwischen dem 20. und dem 25. Lebensjahr. Danach bildet er sich nach und nach zurück. **Zwischen dem 60. und dem 80. Altersjahr erreicht der DHEA-Spiegel nur noch 20 bis 10 Prozent seines einstigen Höchststandes.** Geriater haben beobachtet, dass der DHEA-Spiegel mit dem altersbedingten körperlichen Abbau korreliert. **DHEA gilt deshalb als Marker-Hormon – d.h. als Indikator – für die Beurteilung des biologischen Alters eines Menschen.**

Umgekehrt wird DHEA häufig als Hormon der Jugend bezeichnet, hat es sich doch herausgestellt, dass eine Supplementation mit DHEA-Präparaten den Menschen helfen kann, Dynamik und Spannkraft bis ins hohe Alter zu erhalten. Aufgrund dieses Sachverhalts **gilt DHEA denn auch als Substanz mit ausgeprägten Anti-Aging-Eigenschaften**. Tatsächlich unterliegen der Alterspozess wie auch die mit diesem einhergehenden Leistungseinbussen und die Verlangsamung der körperlichen Bewegungen und Prozesse in hohem Mass hormonellen Steuerungen. Aus den oben dargelegten Gründen wurde dieser Sachverhalt, der sich in der populärwissenschaftlichen amerikanischen Literatur zu diesem Thema nahezu auf Schritt und Tritt findet, auf dem Alten Kontinent kaum je richtig kommuniziert.

Stark vereinfachend lässt sich sagen: Je weniger Hormone dem Körper zur Wahrnehmung seiner Funktionen zur Verfügung stehen, desto mehr zeigen sich altersbedingte Zerfallsprozesse. Tatsächlich haben Messungen ergeben, **dass muntere Senioren mit hoher Spannkraft und guter körperlicher und geistiger Beweglichkeit in der Regel über einen für ihr Alter überdurchschnittlich hohen Hormonspiegel verfügen**. Dies bedeutet, dass der Alterungsprozess weitaus stärker der hormonellen Steuerung als anderen gesundheitlichen Faktoren unterliegt. Und so mag es denn auch nicht weiter zu erstaunen, dass Messungen des DHEA-Status bei Senioren in den USA bei der Gruppe der Fittesten fast durchwegs Werte zeigten, wie sie für Personen niedrigerer Altersstufen typisch sind.

Stress – ein Hormonräuber

Allerdings unterliegt auch die Hormonproduktion nicht nur altersbedingten, sondern auch bestimmten gesundheitlichen Rahmenbedingungen. So haben insbesondere Untersuchungen bei stressgeplagten Menschen über 50 gezeigt, dass diese einen deutlich niedrigeren DHEA-Spiegel aufweisen als Personen, die dieser Beeinträchtigung nicht unterliegen. **Damit erweist sich Stress – der, wie bereits an anderer Stelle dargelegt, mit rund 80% aller gesundheitlichen Störungen und mit über 95% aller chronischen Leiden assoziiert ist – auch in der Domäne des Hormonhaushalts als dominanter Negativfaktor.** Parallel zum Stress sind noch einige andere Faktoren auszumachen, die die sich ebenfalls negativ auf den Hormonstatus auswirken – so insbesondere Bewegungsmangel, falsche Ernährung, häufiger Konsum von Genussgiften und andere strapaziöse Lebensbedingungen wie beispielsweise Lärm und Luftverschmutzung.

Nun sind allerdings Anti-Aging-Massnahmen, welchen aufgrund dieser Ausführungen auch eine Supplementierung von DHEA-Präparaten zuzurechnen ist – in der Regel nicht bloss auf eine Verzögerung der Alterungsprozesse gerichtet, sondern zugleich als Mittel und Wege zur Verbesserung des allgemeinen Gesundheitszustands und der Lebensqualität zu werten. So berichtet beispielsweise der bekannte **Hormonforscher Dr. Stephen Cherniske in seinen Publikationen über DHEA von den folgenden gesundheitlichen Nutzanwendungen des Prohormons:**

- Stärkung der geistigen Frische und der Gedächtnisleistung.
- Stimulierung der Lebensfreude, Minderung von lustlosen und depressiven Phasen.
- Positive Auswirkungen auf den Kreislauf und auf die körperliche Leistungsfähigkeit.
- Stärkung des Immunsystems bzw. der körperlichen Abwehr.
- Unterstützung von Diät- und Revitalisierungskuren.

- Unterstützung der Rekonvaleszenz nach Krankheit und chirurgischen Eingriffen.
- Erhaltung und Stärkung der männlichen und weiblichen Libido.
- Verlangsamung des Alterungsprozesses und Verleihung eines frischeren Aussehens.
- Neue Energie für Menschen, die häufig an Müdigkeit leiden.
- Erhöhung der Knochendichte und Minderung des Osteoporose-Risikos.

Die Supplementierung von DHEA-Präparaten erscheint somit sinnvoll, wenn es darum geht, die zweite Lebensphase oder auch bloss die Zeit nach der Pensionierung mit mehr Lebensenergie und mehr Lebensqualität anzureichern. Zusammen mit Massnahmen gegen Stress und Burnout kann ein Plus an DHEA aber auch Personen über 40, die an ihrem Arbeitsplatz oder im privaten Umfeld unter starkem Druck stehen, helfen, ihre Lebenssituation besser zu bewältigen.

Irritierend ist in diesem Zusammenhang die Feststellung, dass die Abgabe von DHEA als Nahrungsergänzungsmittel immer noch einem Verdikt unterliegt, während es umgekehrt der Medizin nach wie vor gestattet wird, das Stresshormon Cortisol (im Volksmund besser bekannt als „Cortison") geradezu bedenkenlos einzusetzen, obwohl es zumeist lediglich der Symptombekämpfung dient und gesamtgesundheitlich eine kontraproduktive Wirkung entfaltet. Hier wäre es an der Zeit, allmählich zu einer realistischeren Einschätzung des effektiven Nutzens von DHEA zu gelangen.

Progesteron – ein Hormon gegen hormonelle Störungen

Ähnlich wie dem DHEA kommt auch dem Hormonstoff Progesteron innerhalb des vielfältigen Hormonhaushalts der Menschen weiblichen Geschlechts eine Sonderrolle zu, dient dieser doch dem Ausgleich einer Überfrachtung durch das Sexualhormon Östrogen. Diese Wirkung ist in der Frauenheilkunde seit langem bekannt. Insbesondere **vermag Progesteron die Heftigkeit prämenstrueller Beschwerden wie auch Befindlichkeitsstörungen in der Postmenopause zu lindern oder gar zu eliminieren.**

Diese Erfahrung machen vor allem Frauen in den Vereinigten Staaten, wo man auf dem Markt spezielle Hautcremen erhält, die die gezielte Anwendung von Progesteron ermöglichen. **Die Anwendungsform über die Haut wird deshalb favorisiert, weil oral aufgenommenes Progesteron in der Leber zu Pregnenolon umgewandelt wird und dadurch seine spezifische Wirkung verliert.** Wird der Stoff dagegen transdermal angewendet, kann er über die Blutbahnen an die richtigen Stellen transportiert werden und dort seine Wirkungen entfalten. Die wichtigste dieser Wirkungen besteht darin, den Östrogenspiegel zu regulieren und die Sexualhormone ins Gleichgewicht zu bringen.

Bei der Mehrheit der Frauen über 40 ist dies ein dringendes Erfordernis. **Denn die heutige Lebens- und Ernährungsweise bringt es mit sich, dass die meisten Frauen eine ausgeprägte Tendenz zur "Östrogendominanz" zeigen.** Darunter versteht man einen permanent erhöhten Östrogenspiegel und einen zu niedrigen Progesteronspiegel. Die Tendenz mancher Ärzte, ihren an starken Menstruations- oder Menopausenbeschwerden sowie anderen typisch weiblichen

Befindlichkeitsstörungen leidenden Patientinnen mittels Östrogenkuren wieder auf die Sprünge helfen zu wollen, bewirkt denn auch so ziemlich genau das Gegenteil dessen, was damit angestrebt wird. Zugleich erhöhen diese Behandlungen die Gefahr von Krebserkrankungen und anderen gesundheitlichen Störungen.

Denn: Ein zu hoher Östrogenspiegel kann amerikanischen Studien zufolge nicht nur zu Schwangerschaftsproblemen führen, die Entstehung von mindestens 6 verschiedenen Krebsformen – darunter Brust- und Gebärmutterhalskrebs – begünstigen, depressive Verstimmungen fördern, Blutgefässe schädigen, Migräne auslösen und über längere Zeit persistieren lassen, sondern auch Blutplättchen-Verklumpungen favorisieren, Thromboserisiken erhöhen, Venenentzündungen stimulieren und Osteoporose begünstigen. Hier zeigt sich denn auch der **Widersinn von Östrogenbehandlungen, die heute noch gegen Osteoporose empfohlen werden**. Hätte man deren Wirkungen im Rahmen von Langzeitstudien kritisch untersucht, wäre man vermutlich dahinter gekommen, dass die zusätzliche Zufuhr von Östrogen Osteoporose weit eher begünstigt denn entsprechende Risiken abbaut.

Hormonelles Gleichgewicht im Dienste der Gesundheit

Allgemein gilt: Eine Dominanz der Sexualhormone Östrogen und/oder Testosteron ist einer Übersteuerung bzw. Überbeanspruchung gleichzusetzen – etwa so, als ob man bei einem Fahrzeug auf die Funktion der niedrigen Gänge und der Bremsen verzichten würde. **Zu den Ursachen einer verbreiteten Östrogendominanz mit all ihren negativen Folgen zählt nicht zuletzt die verbreitete Anwendung der**

Pille zur Empfängnisverhütung. Ihr Gebrauch über viele Jahre hinweg kann aufgrund von Indizien als eine Art Vorbereitungsstufe zu einer späteren Oestrogendominanz verstanden werden – eine Entwicklung, die durch die negativen Auswirkungen von Hektik, Stress und unausgewogener Ernährung noch massiv verstärkt wird. Zwar wurden die Östrogen- und Gestagen-Dosierungen in den Verhütungspillen in den letzten Jahren stark reduziert, was die direkten Risiken der Einnahme deutlich gesenkt hat, nicht aber jenes der Östrogendominanz.

Umgekehrt ist ein ausgeglichener Hormonspiegel das A und das O ausgewogener, harmonischer Körperfunktionen ohne hormonbedingte Übersteuerungen und Überstrapazierungen. **Es müsste deshalb das Ziel jeder Prävention sein, den Hormonspiegel im Gleichgewicht zu halten und Extremausschläge zu vermeiden.** Und was sich beim gesunden Menschen als präventive Massnahme empfiehlt, dürfte bei Kranken als therapiebegleitende und -unterstützende Massnahme nicht minder wichtig sein. **Für Frauen kann es sich deshalb empfehlen, bei Befindlichkeitsstörungen und gesundheitlichen Problemen unbekannter oder diffuser Ursache die Progesteron-Probe zu machen.** Diese besteht darin, dem Körper zweimal täglich eine geringe Dosis Progesteron über die Haut zuzuführen. Wenn sich innerhalb von 14 Tagen eine substanzielle Besserung des Zustands einstellt, so ist davon auszugehen, dass die Hauptursache der Beschwerden in einem hormonellen Ungleichgewicht bestand, welche durch die Applikation des Progesterons behoben wurde.

Dieser Test kann auch im Rahmen einer Bioresonanz-Diagnostik durchgeführt werden, in deren Rahmen bei Frauen die Östrogen- und bei Männern die Testosteron-Bilanz abgefragt wird. **Sollte eine entsprechende Dominanz** vorliegen oder in Ansätzen erkennbar sein, so empfiehlt es sich, entsprechende Gegenmassnahmen einzuleiten. Übrigens stellt die Bioresonanz derzeit die einzige Diagnoseform dar, mit welcher der Hormonstatus breitbandig zu wirtschaftlichen Konditionen abgefragt werden kann; eine Laboranalyse ist demgegenüber aufwändjg und nimmt auch disproportional mehr Zeit in Anspruch, womit sie sich der Routine einer periodischen Kontrollmassnahme weitgehend entzieht.

Aspekte der Anwendung, des Risikos und der Qualität

Bleiben für die beiden Substanzen noch die Aspekte der Anwendung, der Sicherheit und der Qualität. **Am einfachsten ist die Anwendung bei DHEA**: Entsprechende Präparate sind in Tabletten- oder Kapselform erhältlich und können über den Magen-Darm-Trakt eingenommen werden. Am besten tut man dies morgens, damit die Wirkung tagsüber – d.h. während der aktiven Phase des Organismus – eintritt. **Wesentlich komplizierter ist die Zufuhr aus den dargelegten Gründen bei Progesteron:** Entsprechende Wirkstoffe müssen infundiert werden, wenn sie ihre Aufgabe erfüllen sollen. Da jedoch nur kleine Mengen erforderlich sind, bedarf es dazu keiner Spritzen, sondern lediglich einer Aufnahme über die Haut. Dabei ist allerdings darauf zu achten, dass die Anwendung entsprechender Cremen oder Wirkstoffpflaster über die Woche an stets verschiedenen Stellen erfolgt, damit kein unerwünschter Gewöhnungs-Effekt eintritt.

Was die Risiken dieser Stoffe betrifft, dürfen beide Substanzen aufgrund entsprechender Untersuchungen über deren Verträglichkeit als sicher gelten. Bei DHEA gilt eine Dosierung von 50 mg pro Tag als unbedenklich. Bei

Progesteron sind die Konzentrationen je nach Darreichungsform und Hersteller der Cremen, Gels oder Wirkstoffpflaster unterschiedlich. Hier fährt man am besten, wenn man sich genau an die Anwendungshinweise der Hersteller hält, die die transdermale Wirkung ausgetestet haben.

Was nun die Qualität der Produkte angeht, so sind deren **massgebliche Kriterien die Bioverfügbarkeit und die Reinheit.** Letztere ist wichtig, um sicherzustellen, dass die Präparate nicht mit irgendwelchen unbekömmlichen Stoffen verunreinigt sind, während der Aspekt der Bioverfügbarkeit praktisch nicht nachkontrolliert werden kann, da die Präparate keiner Wirkstoffkontrolle unterliegen: In den USA sind sie wegen der allgemeinen Verkehrsfähigkeit als Nahrungsergänzungsmittel nicht erforderlich – weshalb sich die Hersteller aufwändigen Prüfungen entschlagen – und in Europa ist wegen der fehlenden Zulassung auch keine herkömmliche Qualitätskontrolle möglich. **Die einzige Methode, welche derzeit zu vernünftigen Konditionen zur Verfügung steht, ist die Bioresonanz-Analyse.** Wird die Überprüfung im Rahmen einer Gesamtdiagnose vorgenommen – im Sinne eines Abgleichs mit den Schwingungsmustern der entsprechenden körperlichen Rezeptoren – so kann die entsprechende Bioresonanzkontrolle gar zu wirtschaftlich günstigen Konditionen durchgeführt werden.

Nicht bloss ein natürliches Schlafmittel, sondern ein „Hormon der Hormone":

Was ist und was bewirkt Melatonin?

Neben den im vorangegangenen Kapitel vorgestellten beiden Hormonstoffen – dem Prohormon DHEA und dem Regulierhormon Progesteron – verfügt der menschliche Organismus noch über ein weiteres Schlüsselhormon, dem zweifellos das mit Abstand wichtigste Funktionsspektrum zufällt: Melatonin. Der in Europa vor allem als „Schlafhormon" bekannte natürliche Stoff erfüllt im menschlichen Körper die Aufgabe, periodisch eine regenerative Ruhephase einzuleiten, zu unterstützen und zu steuern. Darüber hinaus bewirkt jedoch das von der Zirbeldrüse gebildete Hormon noch viel mehr – nämlich die Steuerung der somatischen Prozesse des Alterns, die Ausbalancierung und Reorganisation des hormonellen Systems, die Prävention von Krankheiten sowie die Förderung oder Reaktivierung von Potenz und Libido. Diese in der Alten Welt noch wenig bekannten Eigenschaften und Wirkungsbereiche von Melatonin machen den Stoff zum "Hormon der Hormone" und zu einem Lebenselixier par excellence. Allerdings kann Melatonin seine Wirkung nur in dunklen bzw. abgedunkelten Räumen und nur unter der Bedingung voll entfalten, dass es nicht durch elektromagnetische Strahlung beeinträchtigt oder gar blockiert wird.

Melatonin ist nicht bloss ein Schlafhormon...

In Europa wurde der Hormonstoff Melatonin **vor allem dank seiner schlaffördernden Eigenschaften bekannt:** Geschäftsleute, die häufig auf Interkontinentalflügen unterwegs waren, erkannten, dass sie mit der in den USA frei erhältlichen Substanz den gefürchteten Jetlag – die sich nach dem Überfliegen der Zeitzonen für mehrere Tage einstellende Müdigkeit – praktisch ausschalten konnten. Effektiv **hat Melatonin die Fähigkeit, die Körperorgane in eine Ruhephase zu versetzen** und so deren Erholung und Regeneration für den folgenden Tag zu gewährleisten.

Produziert wird Melatonin von der Zirbeldrüse – fachsprachlich Epiphyse genannt –, einem kleinen, unscheinbaren Gewebeknäuel, der sich gleichsam im Zentrum des Kopfes, zwischen Hypothalamus und Kleinhirn befindet. **Gesteuert wird die Melatoninproduktion über den mit der Netzhaut des Auges verbundenen Sehnerv**: Meldet dieser einbrechende Dunkelheit, so beginnt die Zirbeldrüse mit der Produktion des Hormons, dringt dagegen Licht ins Auge, so stellt sie diese Produktion wieder ein. Deshalb weist der Organismus während den in völliger Dunkelheit verbrachten Schlafphasen in der Regel einen hohen Melatoninpegel auf, der sich in der Wachphase rasch wieder abbaut.

Dies brachte denn auch einige Wissenschaftler, die diesem Sachverhalt auf die Spur kamen, dazu, Melatonin als "Schlafhormon" zu bezeichnen. Die namentlich bei ältern Leuten verbreitete Mühe mit dem Ein- und Durchschlafen lieferte dafür ein entscheidendes Indiz: Tatsächlich **lässt die Produktivität der Zirbeldrüse im Alter stark nach** und erreicht schliesslich nur noch einen Bruchteil des in jungen Jahren bestehenden Produktionsvolumens. Abnehmende physische Widerstandskraft und Regenerationsfähigkeit und sich verringernde Resilienz wiederum sind gleichbedeutend mit einem fortschreitenden Alterungsprozess und einer sich zurückbildenden Lebenskraft.

... sondern eine polyvalente Regulierungssubstanz mit nicht weniger als fünf Hauptfunktionen.

Allerdings erklärt dies noch nicht, weshalb auch junge Leute nach der Absolvierung von Interkontinentalflügen unter den Jetlags leiden und diese Beeinträchtigungen mit Hilfe von Melatonin-Supplementen praktisch beseitigen können. Anfänglich ging man davon aus, dass ein Plus an Melatonin die Regeneration fördert und dadurch einer raschen Erholung Vorschub leistet. Experimente förderten jedoch einen ganz anderen Sachverhalt zutage: Das von der Zirbeldrüse produzierte Melatonin ist nicht einfach ein Schlafhormon, sondern vielmehr **eine Art polyvalente Regulierungssubstanz, die die "innere Uhr" neu einstellt.** Und ausserdem dafür sorgt, dass auch **der gesamte Hormonhaushalt des Menschen wieder ins Gleichgewicht kommt.**

Sowohl die innere Uhr wie auch die **Balance zwischen Schlaf- und Wachphasen** und Teile des Hormonhaushalts werden beim Überfliegen der "grossen" Zeitzonen durcheinander gebracht. Melatonin hilft, diese zentralen Teile des "Betriebssystems" des menschlichen Körpers zu regenerieren und neu einzustellen. Dies ist auch der Grund dafür, weshalb

Melatonin-Präparate auch in amerikanischen Passagierflugzeugen auf Interkontinentalflügen angeboten werden – gleichsam als "service après vente" für die Fluggäste.

Melatonin ist demzufolge nicht eine hormonale Substanz von vielen, sondern ein Stoff, der für den Körper entscheidende regulierende und regenerative Eigenschaften besitzt. Ausserdem ist Melatonin nicht einfach jenes "Schlafhormon", als das es – wie Spontanumfragen ergeben – noch immer mehrheitlich betrachtet wird. Sondern es ist eine Schlüsselsubstanz, ohne die der Körper wohl nicht sehr lange überleben kann. So haben **Experimente mit Mäusen, welchen die Zirbeldrüse entfernt wurde, gezeigt, dass deren Lebenserwartung ohne Melatonin dramatisch sank**.
Umgekehrt hat man bei Kindern, die an einer so genannten "Progerie" – d.h. einer rasch voranschreitenden Vergreisung – leiden, ein nahezu vollständiges Melatonin-Defizit festgestellt.

Nach dem heutigen Wissensstand **entfaltet Melatonin im menschlichen Körper nicht weniger als fünf Hauptaufgaben und -effekte.** Diese sind zum Teil noch wenig erforscht, doch besteht Grund zur Annahme, dass diese nicht nur in ihren jeweiligen Einzelwirkungen, sondern vor allem auch in ihrem Zusammenspiel und in ihrer Vernetzung absolut lebenswichtige Aufgaben erfüllen. Im Einzelnen handelt es sich bei diesen Wirkungsbereichen um die Steuerung der Altersprozesse, die Steuerung von Schlaf und Regeneration, die Ausbalancierung und Reorganisation des hormonellen Systems, die Prävention von Krankheiten sowie die Förderung von Potenz und Libido.

Die Steuerung der Altersprozesse

Mit ihrem inzwischen berühmt gewordenen Mäuse-Experiment fanden die beiden Forscher Walter Pierpaoli und William Regelson heraus, dass die **"Lebensuhr" nicht in der Hirnanhangdrüse (fachsprachlich Hypophyse) sitzt**, wie dies lange Zeit angenommen wurde, **sondern in der Zirbeldrüse.** Allerdings können die durch diese Experimente entdeckten beiden Gleichungen

- Optimale Zirbeldrüsen-Funktion und hoher Melatonin-Ausstoss = hohe Lebenserwartung

- Defiziente oder alte Zirbeldrüse mit geringer Melatonin-Produktion = reduzierte (restliche) Lebenserwartung

nicht dahingehend interpretiert werden, dass Melatonin ein "Jugendhormon" sei, welches den Altersprozess auf geheimnisvolle Weise verzögert. Vielmehr sind die Vorgänge um einiges komplexer: Sie setzen sich nach bisherigen Erkenntnissen **aus drei verschiedenen Wirkungsansätzen** zusammen – nämlich:

Die **allgemeine Regeneration der Zellen und Organe** bewirkt, dass sich diese erholen und stärken können. Dadurch bleiben sie lange gesund und widerstandsfähig, was sich in der Summe der Effekte lebensverlängernd auswirkt. Ein anderer Wirkungsansatz ist die **Erneuerung des Gewebes durch Zellteilung**. Diese kann nur in einer bestimmten Schlafphase eingeleitet werden. Bei gestörtem Schlaf und schlechter Schlafqualität findet diese Teilung nicht oder nicht im erforderlichen Umfang und im richtigen Rhythmus statt. Dadurch reduzieren sich die Lebenserwartungen der betroffenen Organe und -– wenn diese lebenswichtige Funktionen erfüllen – des ganzen Organismus'.

Wie rasch Gewebe und Organe altern, hängt aber in wesentlichem Masse auch von der hormonellen Steuerung ab. Melatonin hat die Eigenschaft, das **Zusammenspiel der Hormone zu optimieren** und Ungleichgewichte im Hormonhaushalt auszugleichen. Generell gilt: Je harmonischer die einzelnen Funktionen ablaufen, desto weniger kommt es zu Überbeanspruchungen, die das System schädigen können. Dabei verhält es sich ähnlich wie bei einem Automotor: Je ausgeglichener der Wagen gefahren wird, desto höher ist dessen Lebenserwartung.

Die Steuerung der Schlaf- und Regenerationsprozesse

Melatonin signalisiert dem Körper und seinen Organen, dass sie sich "zur Ruhe begeben" sollen. Will heissen: In eine niedrigere Frequenz schalten, in welchem die Prozesse langsamer ablaufen und die körperlichen Funktionseinheiten wie auch deren einzelne Komponenten sich erholen können. Auch hier bietet sich ein Vergleich mit technischen Systemen an: **Wenn diese dauernd auf höchsten Tourenzahlen laufen, so werden sie früher oder später ermüden und einen Teil ihres Leistungsvermögens einbüssen.** Ausserdem ist die Abnützung deutlich grösser, was sich negativ auf die Lebensdauer auswirkt. Gibt man ihnen jedoch Gelegenheit zu langsameren Phasen und bietet man zugleich einen harmonischen Rhythmus zwischen höheren und tieferen Beanspruchungen, so ist die Gesamtleistung zweifellos besser und die Lebensdauer länger.

Eine weitere Parallele zeigt sich bei Menschen, die dauernd schwere Arbeit leisten: Wegen der laufenden physischen Überbeanspruchung ist der Verschleiss sehr gross, was dazu führt, dass in diesen Berufen die Invaliditätsrate hoch ist und die meisten ihrer Akteure vorzeitig in Rente gehen. Dasselbe gilt für den geistigen Bereich: Hier führen häufige oder dauernde Überbeanspruchungen – in diesem Falle spricht man eher von "Überforderungen" – dazu, dass die Betroffenen nach und nach in eine Depression rutschen oder von einem Burnout-Syndrom ereilt werden.

Deshalb sind im Zusammenhang mit dem Schlaf zwei Aspekte für die Befindlichkeit, die Widerstandsfähigkeit, die Spannkraft und die Lebenserwartung der Menschen essentiell: Die **Ruhephase und der Rhythmus der Schlaf- und Wachzustände.** Verläuft die nächtliche Ruhephase harmonisch und ungestört, so vermittelt sie dem Menschen eine optimale Regeneration seiner Hirnzellen und seiner übrigen Körperorgane – und er erwacht am Morgen frisch gestärkt. Zugleich sorgt ein rhythmisches Gleichgewicht von Ruhe- und Aktivitätsphasen für die Vertiefung und Nachhaltigkeit der regenerativen Effekte.

Die Unterstützung von Stimmungsausgleich und Stressbewältigung

Die Fähigkeit des Melatonins, den Hormonhaushalt des Körpers zu regulieren und zu harmonisieren, kann auch einen sehr wesentlichen **Beitrag zur Vermeidung von Stimmungsschwankungen und zu einer positiveren subjektiven Befindlichkeit leisten.** Denn sowohl Stimmungsschwankungen wie auch die negativ wahrgenommenen Gefühle der Niedergeschlagenheit, der Unlust, der Antriebslosigkeit und auch der diffusen

Beschwerden haben in der Regel mit einem unausgeglichenen Hormonhaushalt und Dissonanzen im hormonellen Steuerungssystem zu tun.

Eine andere Störung, die die Lebensqualität des Menschen schwer beeinträchtigen kann, ist Stress. Dieser kommt in der Regel durch einen psychischen Druck und/oder eine geistige Überforderung zustande, welchen sich die Betroffenen ausgesetzt sehen und gegen die sie sich nicht oder nicht in ausreichendem Masse zur Wehr setzen können. **Stress hat nicht nur negative Auswirkungen auf Psyche und Körper –** hier vor allem auf das Herz/Kreislauf-System –, **sondern er provoziert durch das Gefühl der Hilflosigkeit weiteren Stress.**

Melatonin wirkt in solchen Stress-Situationen – sofern diese nicht von elektromagnetischen Störeinflüssen überlagert werden – ausgleichend. Dies einerseits dadurch, dass es **dämpfend auf die durch das Gefühl der Überforderung aktivierten Hormone einwirkt**, andererseits durch die Unterstützung der natürlichen Antistress-Funktionen des Parasympathicus, d.h. jenem Teil des vegetativen Nervensystems, dem die Aufgabe zufällt, in Ruhephasen die regenerativen Prozesse des Organismus zu steuern. Zugleich mobilisiert Melatonin direkt die psychoregenerativen Kräfte des Individuums.

Die Mobilisierung der psychoregenerativen Kräfte ist deshalb von grosser Bedeutung, weil Stress die Tendenz hat, sich auch auf den zwischenmenschlichen Bereich negativ und irritierend auszuwirken. Dadurch werden die Belastungen für die Beteiligten zunächst weiter gesteigert, statt dass ihnen ein Ventil zum Spannungsabbau geboten wird. Gute Beziehungen können so aufs Spiel gesetzt und eine Abwärtsspirale eingeleitet werden, aus der sich manche ohne fremde Hilfe nicht mehr zu lösen vermögen. Eine auf die bessere Bewältigung von Stress-Situationen gerichtete Melatonin-Supplementation vermag hier **nicht nur ein höheres Mass an gesundheitlicher Sicherheit, sondern auch an Lebensqualität zu schaffen.**

Die Prävention von Krankheiten

Die regulierenden Wirkungen, die der "Super-Hormonstoff" Melatonin auf den körperlichen Hormonhaushalt ausübt, wie auch dessen regenerative Effekte durch die Förderung eines erholsamen Schlafs haben insgesamt sehr starke gesundheitsfördernde Auswirkungen. Neben diesen indirekten hat Melatonin aber auch **direkte positive Einflüsse, die der Prävention von Befindlichkeitsstörungen und Krankheiten dienen**. Es sind dies insbesondere die Förderung des Immunsystems und des Metabolismus wie auch gewisse dämpfende Einflüsse auf krebsfördernde Hormone.

Ein intaktes Immunsystem ist das A und das O jeder gesundheitlich orientierten Prävention. Denn das körpereigene Abwehrsystem kann nicht nur von aussen in den Körper eindringende Krankheitskeime ausschalten, sondern es verfügt auch über die Fähigkeit, bereits befallene Zellen, die die Krankheit zum Ausbruch bringen und /oder weiter tragen können, zu eliminieren. Umgekehrt können Funktionsstörungen des Immunsystems dazu führen, dass gesundes Körpergewebe angegriffen und zerstört wird. Man spricht in diesem Falle von "Autoimmunkrankheiten", welchen beispielsweise bestimmte Formen des arthritischen sowie des rheumatischen Formenkreises zuzurechnen sind.

Der Stoffwechsel wiederum sorgt dafür, dass alle Körperregionen in ausreichendem Masse mit Nähr- und Schutzstoffen versorgt werden können. Blockaden können dagegen auch bei guter Ernährung zu Versorgungsdefiziten führen. **Durch seine multiplen Wirkungsansätze wirkt Melatonin nicht nur positiv auf die Regulierung und Stimulierung des Immunsystems, sondern auch auf die Leistungsfähigkeit des metabolischen Systems ein.**

Im weiteren hat es sich herausgestellt, dass Melatonin **dämpfend auf Hormone einwirken kann, welche die Fähigkeit besitzen, sogenannt „schlafende" Krebszellen zu wecken** und bereits bestehende Krebsgeschwüre zu schnellerem Wachstum anzuregen. Auch diese spezifisch protektiven und therapieunterstützenden Wirkungen des Melatonins werden in der Krebsforschung dokumentiert. Darüber hinaus besteht Grund zur Annahme, dass solche Wirkungen auch bei anderen Krankheitsformen aktiviert werden können.

Die Stärkung von Potenz und Libido

Die Reizüberflutung unserer Tage wie auch neuzeitliche Arbeits- und Organisationsformen sowie weitere Aspekte des modernen Lebens haben es offenbar mit sich gebracht, dass Probleme mit Potenz und Libido nicht nur für alternde Männer zum Thema geworden sind. Ganz allgemein scheint heute **vielerorts die Musse zu fehlen, ein erfülltes Liebesleben zu führen.** Dazu kommt – so jedenfalls suggeriert es eine Flut von Spam-Mails im Internet – eine Fixierung auf Penislänge und Geschlechtsakt-Performance bei einem beträchtlichen Verlust an Erotik.

Sildenafil – besser bekannt unter der Marke **Viagra – ist zum Symbol geworden für eine Zeit, die den Stress vom Arbeitsplatz direkt auf den Liebesakt überträgt.** Die Oberflächlichkeit in den Beziehungen ist nicht nur eine Folge des modernen Lebensstils, der offenbar manche überfordert, sondern zugleich Ausgangspunkt für weitere individual- und sozialpsychologische Probleme. Dabei ist allerdings zwischen zwei Arten solcher Probleme zu unterscheiden. Nämlich solchen, welche jüngere Personen und jene mittleren Alters ereilen und solchen, die auf eine altersbedingte Dysfunktion zurückzuführen sind.

Im einen wie im anderen Fall **könnte Melatonin eine interessante Hilfestellung bieten.** Dies, weil der Stoff im Rahmen seiner Hormonhaushalt-Harmonisierung wie auch durch seine Stress-abbauenden Eigenschaften Bedingungen schafft, die die somatischen und psychischen Blockaden mittelfristig zu mildern oder gar aufzuheben vermögen. Und die altersbedingten Potenzprobleme, die sich – wie verschiedene Indizien und Aussagen von Betroffenen anzeigen – durch Melatonin-Supplemente wenigstens teilweise kompensieren lassen, sind per se ein Hinweis dafür, dass **abnehmende Melatonin-Produktion und reduzierte erektile Leistungen in einem zumindest indirekten Zusammenhang stehen.** In dieser Funktion kommt übrigens als weitere Komponente auch der **"Jungbrunnen-Effekt"** des Melatonins zum Tragen.

Elektrosmog und Melatonin vertragen sich nicht

Parallel zum Wirkungsspektrum des Parasympathicus erfüllt das in der Zirbeldrüse gebildete Schlüsselhormon Melatonin eine **Vielfalt von hormonellen Steuerungs- und Ausgleichs-Aufgaben**, die der körperlichen und psychischen

Regeneration und damit auch dem Stressabbau dienen. Melatonin wird deshalb zu Unrecht bloss als „Schlafhormon" betrachtet, welches – wenn es dem Organismus als Supplement zugeführt wird – von Schlaflosigkeit betroffenen Menschen helfen kann, ihre Schlafqualität zu verbessern.

Allerdings kann sich Melatonin auf natürliche Art und Weise nur in ausreichendem Masse bilden, wenn der Mensch in der Ruhephase frei ist von Einflüssen negativer Schwingungen – insbesondere von **Elektrosmog, der den Sympathicus aktiviert und dadurch die Zirbeldrüse bei der Melatonin-Produktion hemmt**. Bisherige Experimente weisen darauf hin, dass Elektrosmog indirekt auch die Aufnahme von Melatonin hemmt, welches dem Körper in der Form entsprechender Präparate von aussen zugeführt wird.

Was einerseits bedeutet, dass Elektrosmog sich durch seine hemmenden Wirkungen auf Melatoninbildung und -aufnahme nicht nur negativ auf den Stressabbau auswirkt, sondern **zugleich eine ganze Reihe von Funktionen einschränkt oder gar ausschaltet, die der Erhaltung der Gesundheit und einem langen Leben dienen**. Zugleich ist davon auszugehen, dass die Supplementation durch Melatonin-Präparate nur dann wirklich Sinn macht, wenn der schlafende Mensch nicht den Auswirkungen elektromagnetischer Strahlung ausgesetzt ist.

Besteht Handlungsbedarf?

Wie sich die moderne regenerative Medizin für das Ziel eines langen und beschwerdefreien Lebens nutzen lässt.

Mit dem vorliegenden Werk möchten wir mehr Transparenz in den Begriff der „regenerativen Medizin" bringen, die sich im Gegensatz zur konventionellen Medizin nicht als Trägerin einer „Hilfe von aussen" versteht, sondern vielmehr als eine Art gesundheitliche Supporterin sieht, deren Ziel es ist, den menschlichen Organismus zur Selbsthilfe zu befähigen – und zwar sowohl im präventiven wie auch im therapeutischen Sinne. Dies aufgrund der Erkenntnis, dass jede Medizin auf verlorenem Posten steht, die versucht, den Menschen gegen dessen innere Disposition gesund zu erhalten oder gesund zu machen. Unter „innerer Disposition" verstehen wir das Steuerungssystem des Individuums, dessen massgebliche Komponenten das zentrale und das vegetative Nervensystem sowie die hormonellen Regelkreise sind. Sie stellen das biokybernetische System oder die eigentliche „Software" dar, die die körperlichen Vorgänge steuert und letztlich auch über Wohlbefinden, Gesundheit und Krankheit des „Zellstaats Mensch" befindet.

Grosse Fortschritte im Bereich der Komplementärmedizin

Das spricht nicht gegen die Schulmedizin, die sich primär für die somatischen – d.h. physischen – Vorgänge im Menschen und weniger für dessen Psyche interessiert und die auf ihrem Gebiet eindrückliche Erfolge erzielt hat. **Wohl aber sprechen diese Feststellungen dafür, ihr längerfristig die regenerative Medizin als gleichberechtigte Partnerin zur Seite zu stellen.** Dies ist denn auch das Ziel der im gesundheitlichen Bereich engagierten Teams der Arbeitsgemeinschaft Innovationscontainer. Diese können sich dabei auf eine medizinische Paralleltechnologie stützen, welche in manchen Wirkungsbereichen ein Niveau erreicht hat, welches den modernsten Errungenschaften der HighTech-Medizin ebenbürtig ist. Nicht etwa, wenn man sie nach den heute noch geltenden Kriterien der Wissenschaftlichkeit, sondern wenn man sie nach den Resultaten beurteilt.

Während hier die konventionelle Medizin allen Fortschritten zum Trotz immer öfter an Grenzen stösst und trotz immensen Aufwands eher langsamer vorankommt, hat sich im so genannt alternativen oder komplementären Bereich in den letzten Jahren sehr viel getan und sind mittelfristig weitere Durchbrüche zu erwarten, die es **ratsam erscheinen lassen, beide Philosophien nach und nach anzunähern und schliesslich zusammenzuführen**. Nicht im primären Interesse der Wissenschaftlichkeit wohlverstanden, sondern vielmehr in jenem der Patienten, die unter dem Eindruck stetig steigender Gesundheitskosten und im verbissen geführten gesundheitspolitischen Verteilkampf um Positionen, Interessen und Einflüsse mehr und mehr in den Hintergrund gedrängt werden. **Denn letztlich sind es die Patienten, die der Politik zur Legitimation für die Thematisierung der**

Gesundheit verhelfen; das sollte man ob des steten Streits nicht ausser Acht lassen.

Dem dürfte man zwar seitens der pharmazeutischen Industrie entgegenhalten, dass ja gerade die jüngsten Entwicklungen in den Bereichen der Gentechnologie und der sogenannten „personalisierten Medizin" sich als hoch-effizient erweisen. Das ist zwar richtig, doch **entziehen sich diese neuen Verfahren der Bezahlbarkeit durch die Krankenkassen und damit der Sozialmedizin.** Sie tragen damit nicht wesentlich zur Hebung des allgemeinen Gesundheitsniveaus bei, sondern sind auf ein lukratives Nischendasein ausgelegt. Und manche der in Entwicklung begriffenen Verfahren und Methoden haben zum Ziel, gesundheitliche Probleme zu beheben, die bei einem besseren Engagement auf sozial- und präventivmedizinischer Stufe gar nicht erst entstanden wären.

Höhere gesundheitliche Sicherheit durch die Nutzung neuer diagnostischer Möglichkeiten

Nun dienen die Informationen, die wir hier zu vermitteln versuchen, ja **nicht bloss dem Zweck der Legitimation der regenerativen Medizin, sondern auch der konkreten Orientierung** all jener, die im Bereich der Gesundheit nach neuen Ansätzen suchen – sei es aus allgemeinem Interesse an der Materie, aus präventiver Sicht, aus einem konkreten eigenen gesundheitlichen Problem heraus oder einem Leidensdruck Dritter. Und da möchten wir auch keine Orientierung darüber schuldig bleiben, welche Schritte unternommen werden können, um aus diesen Informationen konkreten Nutzen ziehen zu können – sei es für sich selbst oder für Dritte.

Im Vordergrund stehen dabei zweifellos die diagnostischen Möglichkeiten, und zwar primär jene im biokybernetischen Bereich. Denn diese bilden ein vorzügliches Mittel zur Prävention wie auch zur Früherkennung im Entstehen begriffener Krankheiten und gesundheitlicher Risiken. So vermittelt insbesondere die Bioresonanz-Diagnostik eine zuverlässige Übersicht über den gesundheitlichen Gesamtzustand des Organismus und seiner Steuerungssysteme sowie über den energetischen Gesamtstatus der jeweiligen Probanden.

Dies allerdings mit zwei Einschränkungen: Gestützt auf die Pionierleistungen des Instituts für Psycho-Physik in Moskau, die mit dem Oberon-System das erste Diagnosesystem dieser Art entwickelte, haben sich in der Folge **nebst seriösen Anbietern auch verschiedene Scharlatane breit gemacht,** die mit ihren Apparaturen häufig mehr Schaden anrichten und Unheil stiften als Nutzen generieren. Es erscheint deshalb ratsam, bei der Wahl der Optionen stets deren Seriosität zu hinterfragen. Zweitens sollte die **Bioresonanz-Diagnostik stets als Prädiagnostik eingestuft werden,** die zwar häufig für erste präventive Vorkehrungen oder für Massnahmen zur Wiederherstellung der Therapiefähigkeit ausreicht, deren Ergebnisse jedoch im Falle ernsthafter gesundheitlicher Probleme durch weitere Untersuchungen zu vertiefen sind.

Ebenfalls der Primärdiagnostik ist dabei die neuartige Methode der neurovegetativen Regulationsdiagnostik zuzurechnen, welche als erste in der Lage ist, auf das vegetative Nervensystem zuzugreifen und deren Regulationsleistung zu analysieren. Dieser fällt die Aufgabe zu, die beiden polaren Subsysteme Sympathikus und Parasympathikus in die Balance zu bringen. Gelingt dies über längere Zeit nicht und werden demzufolge **die regenerativen Funktionen des Parasympathikus und dessen Steuerung des**

Immunsystems gehemmt oder gar blockiert, so sind pathogener Stress und in dessen Gefolge gesundheitliche Störungen früher oder später unausweichlich. Seriösen Schätzungen zufolge sind – wie bereits an anderer Stelle dargelegt – nicht weniger als 80 Prozent aller Krankheiten und über 95 Prozent aller chronischen Leiden direkt oder indirekt mit Stress verbunden.

Diese diagnostische Methode zur Stress-Analyse ist umso wichtiger, als sich die **Hilfestellung nicht nur auf die Analyse beschränkt, sondern den Probanden zugleich ein autotherapeutisches Vorgehen vermittelt** werden kann, welches ihnen hilft, ihre Regulation in die Balance zu bringen und damit Stress-Situationen zu vermeiden und/oder besser zu bewältigen. Dabei handelt es sich um die so genannte „respiratorische Modulation" – eine atemtechnische Massnahme, die auf die individuellen Bedürfnisse abgestimmt und deren Wirkung am Monitor im Echtzeit-Modus mitverfolgt werden kann. Dies führt bei den Probanden oder Patienten zu einem nachhaltigen Erfolgserlebnis, welches sie motiviert, die Methode in der Folge auch konsequent anzuwenden.

Prävention ist das A und das O einer gesundheitsbewussten Lebensführung

Diese neuen und innovativen diagnostischen Möglichkeiten können insbesondere Menschen in der zweiten Lebenshälfte zu einer neuen Qualität der Prävention und einer höheren gesundheitlichen Sicherheit verhelfen. Immer wieder hört man ja bei schweren und als nicht mehr heilbar geltenden Krankheiten den wenig hilfreichen Kommentar, dass der Patient leider die Symptome nicht rechtzeitig erkannt oder genügend ernst genommen und sich deshalb nicht frühzeitig einer ärztlichen Kontrolle unterzogen habe. Wie dem auch immer sei: **Eine effektive Früherkennung ist vor allem dann möglich, wenn die Risiken erkannt werden, ehe sich die ersten Symptome bemerkbar zu machen beginnen.** Dies ist mit den beiden hier erwähnten Diagnosemethoden im biokybernetischen Bereich erstmals möglich. Es wäre deshalb leichtfertig, diese nicht periodisch zu nutzen.

Eine weitere Massnahme, die sich im Bereich der Prävention aufdrängt, ist die periodische Behandlung der Wirbelsäule und der Rückenmuskulatur. Dies aufgrund der Tatsache, dass das Rückgrat bei den meisten Menschen über 40 gewisse Schwächen erkennen lässt – sei es dass einzelne Wirbel – primär solche im Lenden- und im Nackenbereich – gegeneinander verschoben sind, Bandscheiben-Quetschungen oder andere Abnützungserscheinungen auftreten oder einzelne Abschnitte erste Versteifungserscheinungen zeigen. Die Ursachen liegen in der Regel in einer Überstrapazierung des Rückens durch das Heben zu grosser Gewichte, einseitige körperliche Belastungen und Fehlhaltungen, inadäquate Torsionsbewegungen oder durch langes immobiles Sitzen (z.B. vor dem Computer oder hinter dem Steuer) provozierte **Erschlaffungen der dorsalen Muskulatur.**

Daneben können sich **auch Supplementationen einzelner orthomolekularer Stoffe aufdrängen, wenn die entsprechenden Tests auf eine (oft altersbedingte) Mangelsituation hinweisen.** Sehr häufige Versorgungsmängel zeigen sich in der zweiten Lebenshälfte in den Bereichen Sauerstoff, Coenzyme (NADH und Q10) und Prohormone (DHEA). Klassische und häufige Unterversorgungen gibt es aber auch in den Bereichen Vitamin B, Vitamin D3 und den Knorpel-Aufbaustoffen Chondroitinsulfat und Glucosamin. Umgekehrt zeigen sich bei den wohl meisten Personen über

50 Überbelastungen in den Bereichen Säure (in der Form einer chronischen Übersäuerung) und Schwermetall. Auch hier sollten der Status regelmässig überprüft und entsprechende Kompensationsvorkehrungen getroffen werden.

Die Kunst der adäquaten Ernährung

Spezifische Massnahmen drängen sich auch im Bereich der Ernährung auf: **Häufige Negativ-Faktoren, die sich über die Ess- und Trinkgewohnheiten korrigieren lassen, sind insbesondere Übergewicht, schlechte Verdauung, Reflux, Übersäuerung sowie starke Belastung durch negativ wirkende Nahrungsmittelkomponenten.** Auch Schlafprobleme können direkt oder indirekt mit den Ernährungsgewohnheiten zu tun haben. Beim Übergewicht gibt es namentlicn zwei Aspekte, die stark ins Gewicht fallen können: zu "dichte" Nahrung und „gute Futterverwertung". Bei der zu dichten Nahrung geht es vor allem um die Kohlenhydrate. Nimmt man diese praktisch ohne Ballaststoffe zu sich, – wie beispielsweise den „leeren Kalorienträger" Haushaltzucker oder das mit ausgemahlenem Weizen hergestellte Weissbrot – so wird das Blut gleichsam mit Glukose „überschwemmt", wodurch überschüssige Kohlenhydrate in Fettstoffe umgewandelt werden, der Fettstoffverbrauch per se an Grenzen stösst und die Fettmoleküle in die Fettspeicher des Körpers wandern.

Die sogenannt „guten Futterverwerter" sind Menschen, deren Darmflora von sehr leistungsfähigen Bakterienstämmen besiedelt wird, welche sogar die als unverdaulich geltende Zellulose zu verstoffwechseln vermögen. Wohingegen die auf der anderen Seite stehenden „schlechten Futterverwerter" vergleichsweise gewaltige

Portionen zu sich nehmen können, ohne deswegen dick und fett zu werden. Die ernährungsbezogenen physiologischen Nachteile lassen sich jedoch beheben – einerseits durch eine partielle Umstellung der Nahrung auf ballaststoffreichere oder mit Ballaststoffen angereicherte Nahrungsmittel, anderseits durch die Aufnahme von weniger effizienten Bakterienstämmen mit dem Ziel, mittelfristig vom guten zum mittelmässigen oder schlechten Futterverwerter zu mutieren.

Weitere Modifikationen auf der Ernährungsseite sind gegen eine zu zuckerreiche Nahrung, aber auch gegen die zu starke Aufnahme von Stoffen wie Nitrate und Phosphate zu treffen, die meist aus Düngemitteln stammen und die Funktionsweise des Stoffwechsels wie auch den Säurestatus des Körpers negativ beeinflussen können. Wichtig erscheinen auch gezielte und **fortgesetzte Vorkehrungen gegen eine chronische Übersäuerung**, die eine erhöhte Anfälligkeit der Zellen auf Funktionsstörungen und Mutationen nach sich ziehen kann. Weiter ist auf ein **richtiges Timing der Nahrungsaufnahme zu achten**. Wird dieses nicht richtig auf den Tagesverlauf abgestimmt, kann es zu erheblichen Leistungsminderungen und Einbussen der Schlafqualität kommen.

Die entsprechenden **Hinweise für einen Handlungsbedarf in dieser Richtung sind einem Checkup auf Bioresonanzbasis zu entnehmen**, der einerseits die Überbelastungen, anderseits die Versorgungsmängel des Organismus recht gut zu ermitteln und daraus die adäquaten Korrekturerfordernisse abzuleiten vermag. Wie aber sollen die sich im präventiven Bereich anbietenden biokybernetischen Diagnose-Angebote richtig genutzt werden? Hilfreich kann dabei eine Art „Fahrplan" sein, in welchem die Meilensteine für die periodische Überprüfung der Organismus chronologisch festgehalten werden. Dieser ist selbstverständlich auf individuelle Bedürfnisse und Präferenzen abzustimmen. Im Sinne einer Anregung oder Richtlinie sei hier beispielhaft festgehalten, wie der Autor einen solchen Plan – rückwirkend und gestützt auf seine eigenen Erfahrungen – aufstellen würde.

„Fahrplan" für eine effiziente Präventions-Diagnostik

Der Einstieg könnte dabei im Alter 40 oder 45 erfolgen – ganz abgesehen davon, dass man sich schon früher mit allfälligen Veränderungen der Befindlichkeit kritisch auseinandersetzen sollte. **In der zweiten Lebenshälfte ist jedoch ein systematisches Vorgehen angesagt.** Dies mit einer erstmaligen Bioresonanz-Gesamtdiagnose und einer ergänzenden neurovegetativen Regulationsdiagnose. Sollte sich aufgrund der ersteren ein sogenannter Zufallsbefund und daraus ein dringender Handlungsbedarf ergeben, so ist diesem zunächst einmal der Vorrang einzuräumen.

Andernfalls liegt das **Hauptgewicht auf der neurovegetativen Analyse und auf der der Klärung der Frage, ob man unter Stress steht**. Entsprechende Symptome können in der Diagnose bereits zutage treten, obwohl die Betroffenen noch nichts davon verspüren. Falls ja, sollten möglichst rasch die Ursachen ermittelt werden – die in der Mehrzahl der Fälle wohl in einem elektromagnetisch belasteten Schlafraum liegen dürften, in welchem das körpereigene Stressabbau-System nicht oder nicht ausreichend zum Tragen gebracht werden kann. In all diesen Fällen sollte mit der Sanierung nicht lange zugewartet werden, zumal sich die Situation rasch verschlimmern kann. Als Handlungsoptionen bieten sich die elektromagnetische „Entstörung" des Raums oder die Beschaffung einer „Antistress-Schlafstätte" an, die die

Benützer wirksam vor elektromagnetischen Feldern und geopathischen Strahlungen schützt.

Dauert die Stress-Situation Wochen später zwar vermindert, aber immer noch an, sollte man sich **die erforderlichen Kenntnisse für die Anwendung der autotherapeutisch wirksamen respiratorischen Modulation vermitteln lassen**, mit deren Hilfe die Regulation wieder ins Gleichgewicht gebracht und die Stresssymptome zurückgedrängt werden können. Der Sinn dieser methodischen Präferenz liegt darin, dass die Steuerung des Körpers und seiner Organe durch Fehlimpulse des vegetativen Systems so beeinflusst werden kann, dass sich dadurch auch die Bioresonanz-Diagnose anders akzentuieren kann.

In der Altersstufe zwischen 40 und 50 sollte man sich auch einer Rückenmassage unterziehen – oder auch früher, falls sich im Rückenbereich gewisse Beschwerden bemerkbar machen sollten. Bei dieser Rückenmassage, die in Anlehnung an die bewährte, aber leider in Vergessenheit geratene physiotherapeutische Traktion durchzuführen ist (siehe dazu das entsprechende Kapitel in diesem Werk), handelt es sich zwar nicht um eine diagnostische Methode, wohl aber um eine Massnahme von zentraler präventivmedizinischer Natur, die sich für alle Menschen spätestens bei deren Übertritt in die zweite Lebenshälfte empfiehlt. Denn **Untersuchungen haben ergeben, dass man bei Personen dieser Altersstufe nur noch vereinzelt auf Rücken stösst, die anatomisch und funktional einen makellosen Status aufweisen.** Deshalb ist ein periodisches Rückentraining in Abständen von zwei bis drei Jahren als ideale Massnahme nicht nur für einen gesunden Rücken zu betrachten, sondern auch zur Vermeidung von Störungen für alle direkt oder indirekt mit der Muskulatur und den Nervensträngen des Rückgrats verbundenen Organe und Funktionen, die hier ihren Ursprung haben können.

Prävention lohnt sich – auch aus wirtschaftlicher Sicht!

In der nächsten Lebensphase, die in etwa zwischen dem Alter 50 und der Stufe 75 anzusetzen ist, **sollte man in zwei- oder dreijährigen Abständen regelmässige Checks der obgenannten Art durchführen.** Da die entsprechenden Massnahmen – wie übrigens die meisten anderen auf präventivmedizinischem Gebiet -– nicht erstattungsfähig sind, erscheint es ratsam, sie entsprechend zu budgetieren. Allenfalls lassen sich die Kosten über die Inanspruchnahme einer höheren Franchise bei der Krankenkasse decken. Denn als Konsequenz der kontinuierlichen Prävention im diagnostischen Bereich darf durchaus von einer niedrigeren Krankheitsanfälligkeit ausgegangen werden. Prävention dürfte sich somit auch aus wirtschaftlicher Sicht lohnen.

Dieser Grundsatz dürfte sich auch nach Erreichen der Altersstufe 75 nicht stark ändern, darf doch angenommen werden, dass die Betroffenen im Laufe der Jahre eine hohe Selbstkompetenz in Bezug auf ihre gesundheitliche Verfassung entwickelt haben und auch dann gut fahren, wenn sie die zeitlichen Abstände zwischen den Diagnosen verringern und diese um einige tägliche oder wöchentliche Selbsttests – wie Gewichtskontrollen, Blutdruckmessungen mit der Zusatzfunktion der Ermittlung des Rhythmusstörungs- und Kammerflimmern-Risikos etc. – erweitern.

Denkbar wäre auch eine Standardisierung solch periodischer Checkups auf der Basis einer entsprechenden Vereinbarung mit den Krankenkassen – in einer gewissen Analogie zu den etablierten Fahrtauglichkeitsprüfungen für Automobilisten, die das 75. Altersjahr hinter sich gelassen haben. Die Aufnahme einer entsprechenden Leistung in den Katalog der Krankenversicherungen würde jedenfalls mehr Sinn machen als die Integration gewisser alternativmedizinischer und modischer Angebote in deren Leistungsspektrum.

Epilog: Die Gesundheitspolitik auf dem Holzweg

Warum Gesundheitsreformen häufig die Probleme schaffen, als deren Lösung sie sich preisen

Der klassische Medizinbetrieb kennt zwei Horrorvorstellungen: Informierte Patienten und Systemwandel. Der sich aus dem Internet informierende Patient mit seinem Halbwissen raubt dem Arzt die Zeit, und der Systemwandel verunsichert ihn bis auf die Knochen, weil jede Veränderung erfahrungsgemäss nicht nur mit höheren Kosten für die Leistungsträger, sondern auch mit einem wachsenden administrativen Aufwand verbunden ist, hinter dem die ärztliche Leistung noch mehr verschwindet.

Resultat-, nicht kostenorientierter Wettbewerb tut im Gesundheitswesen not!

Dabei wären beide Ansätze grundsätzlich positiv besetzt und von beträchtlichem Nutzen. Bloss müsste der sich informierende Patient an die richtigen Informationsquellen herankommen und nicht als besserwisserischer und fehlinformierter Leistungsempfänger daherkommen. Und die von der Politik angestrebten Gesundheitsreformen müssten sich nicht darauf kaprizieren, die Krankheiten noch stringenter zu verwalten und den aus dem Ruder laufenden Kosten mit ökonomischen Mitteln auf den Leib zu rücken. Denn **es nützt nichts, eine Fehldiagnose 20 oder 30 Prozent** billiger einkaufen zu können und eine Fehlbehandlung als **Fallpauschale abzurechnen.** Vielmehr müsste das konventionelle medizinische Angebot auf seine resultatorientierte (d.h. gesundheitsrelevante) und nicht auf seine ökonomische Effizienz hin abgeklopft werden.

Tatsächlich müsste man zur Kenntnis nehmen, dass das marktwirtschaftliche **Gesetz von Angebot und Nachfrage im Gesundheitswesen nicht so simplifiziert funktioniert wie in anderen Bereichen der Wirtschaft.** Diese Kernfrage der medizinischen Versorgung wurde vor über 40 Jahren am denkwürdigen Roche-Kongress „Challenge of Life" zur Diskussion gestellt und von Lord Solly Zuckerman, Prof. und damals Chefberater der britischen Regierung für den Bereich der Wissenschaften, in dem Sinne beantwortet, **dass es für die Inanspruchnahme medizinischer Leistungen praktisch keine Sättigungsgrenze gebe.** Deshalb – so das Fazit –dürfe dieser spezifische Dienstleistungs-Bereich nicht nach den üblichen ökonomischen Kriterien betrachtet werden. Diese Aussage wird unterstrichen durch Berichte über die gesundheitliche Versorgung kranker Potentaten und in der Öffentlichkeit stehender Personen, wo jeweils ganze Ärzte- und Pflegeteams mobilisiert werden im Bestreben, eine optimale therapeutische Versorgung zu gewährleisten.

Die Sache geht sogar so weit, **dass sich die Gesundheitsbranche bisweilen ihre eigenen Märkte schaffen kann.** Dies zeigt nicht nur die sattsam bekannte Cholesterin-Geschichte, bei der gewisse Exponenten der Pharma-Industrie die halbe Menschheit krankschreiben wollten, sondern auch eine kleine Anekdote aus Frankreich, die im 18. Jahrhundert spielt. Sie handelt davon, dass ein Arzt eine Praxis in einem Dorf eröffnet, in welchem sich jeder und jede gut und gesund fühlt. Auf den Hinweis des Gemeindepräsidenten, dass da mit seiner Praxis wohl kaum viel zu verdienen sei, lächelt der Arzt bloss verschmitzt und meint vielsagend, das werde man ja sehen. Zur Praxis-Eröffnung lässt er dann verlauten, die erste Konsultation sei für jeden Einwohner und für jede Einwohnerin des Orts kostenlos. Den beschäftigungswirksamen Rest der Geschichte kann man sich ausmalen…

Doch zurück zur Kernfrage und zu Zuckermans treffender Feststellung, dass das Potenzial der Inanspruchnahme gesundheitlicher Leistungen keinen natürlichen Limiten unterworfen sei – ein Problem, das sich noch dadurch potenziert, dass als Hauptkostenträger nicht Private, sondern Krankenversicherungen auf den Plan treten. Was wiederum bedeutet, **dass hier der ökonomische Wettbewerb keine regulierende Wirkung, sondern eine zusätzliche Nachfrage entfaltet. Leider hat die Gesundheitspolitik von diesem Sachverhalt bis heute keine Kenntnis genommen**. Ansonsten wäre man wohl kaum darauf verfallen, zur Eindämmung der Gesundheits- bzw. der Krankheitskosten ausgerechnet den wirtschaftlichen Wettbewerb zu fördern. Aus dieser untauglichen Idee ist übrigens auch die Fallpauschale hervorgegangen, die ausser höheren Defiziten, Spitalschliessungen und einer tendenziellen Verschlechterung der medizinischen Grundversorgung wie auch des Patienten-Status kaum signifikante Resultate zeitigen dürfte – jedenfalls nicht dort, wo sie erwartet werden, nämlich auf der Kostenseite.

Patienten in der Statisten- und Melkkuh-Rolle

Umgekehrt sind die, um deren Ansprüche eigentlich gestritten wird, weit in den Hintergrund gerückt: **die Patienten. Sie werden heute nüchtern als Leistungsempfänger betrachtet und kaum mehr als kranke**

Individuen, deren legitimer Anspruch es ist, wieder gesund zu werden und deren Heilung das öffentliche Gesundheitswesen als seine vorrangige Aufgabe betrachten müsste. Und dies, obwohl eigentlich der Wettbewerbsgedanke – so er denn systemimmanent und nicht ökonomisch verfolgt würde – zu mehr Effizienz zugunsten der Patienten führen sollte. Dies basierend auf der richtig gestellten Grundsatzfrage, die da lautet: **Welche Mittel und Methoden sind die effizientesten im Bestreben, die Gesundheit zu erhalten oder wiederherzustellen?**

Doch genau **da, wo eigentlich der Wettbewerb zugunsten besserer Leistungen für die Patienten und im Dienste niedrigerer Kosten und Prämien erwünscht wäre, hat man ihm gnadenlos den Garaus gemacht**: Dadurch nämlich, dass unter den Krankenkassen ein Risiko-Ausgleich eingeführt und gesetzlich verankert wurde, ist heute keine Kasse mehr daran interessiert, dass ihre Patienten gesund werden – schon gar nicht, wenn dies zusätzliche Mittel erfordert. Prävention und Effizienz sind damit zum reinen PR-Instrument verkommen – oder aber zu neuen Methoden, den Patienten unter dem Titel der Zusatzversicherung und Sonderleistung zusätzliches Geld aus der Tasche zu ziehen.

Damit ist der frühere Wettbewerb unter den Kassen, der darin bestand, die beste, gesundheitsbewussteste und auch gesündeste Klientel zu haben, Vergangenheit und Makulatur. Oder besteht etwa noch echtes Interesse an einer Heilung chronisch Kranker, die heute die grössten Löcher ins Budget der Kostenträger reissen? Fehlanzeige, denn die Löcher werden ja von den Konkurrenten von links und von rechts stetig aufgefüllt. Heute besteht der (Pseudo)-Wettbewerb unter den Kassen darin, eine möglichst schlanke Organisation, möglichst viele treue Mitglieder und möglichst wenig „Flugsand", eine leistungsfähige Software und gute

Mitarbeiter zu haben. Alle anderen Betrachtungen, darunter namentlich eine ausgeprägte und kontinuierlich patientenbezogene Leistungsbereitschaft, gelten als tendenziell hinderlich beim Bemühen um Erzielung eines guten Geschäftsergebnisses.

Mit dem faktischen Verzicht auf das frühere Leitmotiv des gesunden oder zu heilenden Patienten haben sich die Kassen aber auch ihres stärksten Arguments gegen die Initiative zur Errichtung einer Einheitskasse begeben. Gerade eine Kassenpolitik, die auf eine höhere präventive und therapeutische Kompetenz der einzelnen Marktteilnehmer und ihrer Erfolgsausweise auf diesem Gebiet sowie auf optimale Bedingungen für die Gesundheit ihrer Mitglieder und deren optimale Betreuung im Krankheitsfall ausgerichtet gewesen wäre, hätte eine echte Wettbewerbssituation geschaffen, die den Mitgliedern und Patienten zugute gekommen wäre und dazu hätte beitragen können, zumindest das Tempo des munteren Boostings der Kassenprämien zu begrenzen. **Und es hätte auch den Staat entlasten können, der Jahr für Jahr einen grösseren Teil der Kassenprämien übernehmen muss, um die Haushalte zu entlasten.**

Desinteresse der Kassen an effizienterer Medizin

Demgegenüber **trägt ein nahezu bedingungsloser Risiko-Ausgleich unter den Kassen bereits das Hauptmerkmal einer Einheitskasse nach dem Muster einer Rentenversicherung in sich**. Es ist sogar davon auszugehen, dass eine Einheitskasse sensibler auf die Forderung nach effizienteren präventiven und kurativen Methoden reagieren würde als es die heutigen Exponenten der Branche tun. Allerdings würde kein Leiter einer Krankenkasse öffentlich zugeben, dass er an der

Gesundheit seiner Mitglieder nicht interessiert sei. Das hört man selbstverständlich nur unter vorgehaltener Hand.

Diese Behauptung erfolgt hier **nicht etwa nur spekulativ oder einem „On-Dit" zufolge, sondern sie gründet vielmehr auf einschlägigen direkten Erfahrungen**: So wurden zahlreiche schweizerische Krankenkassen auf eine innovative Methode hingewiesen, die es ermöglicht, die ärztliche Eingangsdiagnose bei diffusen und schweren Erkrankungen auf eine sichere Basis zu stellen, die Patienten besser zu betreuen, die Qualität und Aussagekraft der Anamnesen zu steigern, die Heilungsaussichten nachhaltig zu verbessern, die Patienten selbst zur Mitwirkung zu motivieren, den administrativen Aufwand zu reduzieren und auch die Behandlungskosten zu senken. Und darüber hinaus eröffnet die neue Methode die konkrete Aussicht, chronische Krankheiten, auf die sich heute die Hauptlast der Behandlungskosten fokussiert, besser in den Griff zu bekommen und in diesem hoch sensiblen Bereich ebenfalls die Heilungsaussichten zu verbessern.

Wer nun aber glaubt, bei den Kassen falle eine entsprechende Botschaft auf gutes und womöglich noch spontanes Echo, weil die neue Methode doch sowohl zu einer besseren Leistung für die Patienten wie auch zu einer Senkung der Kosten für die Kassen beitragen könnte, der irrt sich gewaltig. Die Realität: Ein totales Desinteresse seitens der Kassen. Nun ist zwar diesen Institutionen zugute zu halten, dass sie tagein, tagaus mit irgendwelchen Vorschlägen zur Verbesserung ihrer Leistungen eingedeckt werden, weshalb eine gewisse Zurückhaltung in der Natur der Dinge liegt. **Dass aber die kontaktierten grossen und kleineren Krankenkassen nicht einmal bereit waren, sich die Sache näher anzuschauen – und sei es auch bloss, um System und Methode bei einem**

Antrag auf Kassenpflicht wenigstens beurteilen zu können – lässt tief blicken.

Das Experiment zeigt mit aller Deutlichkeit, dass es **extrem schwierig geworden ist, im heutigen, von Saturiertheit und Unbeweglichkeit geprägten Betrieb der gesundheitlichen Versorgung substantielle innovative Ansätze, Denkweisen und Systeme einzubringen**, deren Nutzen auf eine Verbesserung der Heilungsaussichten wie auch auf eine finanzielle Entlastung der Patienten gerichtet ist. Die Situation gemahnt an ein Karrenfeld, in welchem jede Bewegung des „Gesundheitszugs" zwangsläufig zum Erliegen kommt.

Auswege aus dem gesundheitspolitischen Karrenfeld

Diese Feststellung gilt übrigens nicht nur für die Leistungs- und Kostenträger im Gesundheitswesen, sondern auch für die Politik: Hier sind die Fronten zwischen den Vertretern einer tendenziell liberalen und den Verfechtern einer staatlich eng regulierten Gesundheitspolitik total festgefahren. Und zugleich sind das Gezerre um die ökonomischen Sachverhalte und der **Kampf der massgeblichen Player um die Besitzstandwahrung derart verbissen institutionalisiert, dass wenig Aussichten für eine etwas andere Betrachtungsweise bestehen.**

Stellt sich somit die Frage, welche Auswege sich unter den gegebenen Umständen noch anbieten, um der verfuhrwerkten Situation zu entkommen. Innerhalb unserer Arbeitsgemeinschaft Innovationscontainer und ihrem erweiterten Netzwerk haben wie uns dazu natürlich gewisse Gedanken gemacht. Fazit: **Grundsätzlich bieten sich dazu zwei verschiedene Wege an: Der eine ist der „Marsch durch die Institutionen",** verbunden mit dem Einsatz politischer

Mittel verschiedener Register und dramaturgischer Effekte. **Der andere ist der gleichsam „basisdemokratische", der die** faktischen Nutzniesser der angestrebten Veränderungen – nämlich die Patienten – anzusprechen und so **den Weg „von unten her" zu gehen** sucht.

Der erste Weg würde ein beträchtliches Lobbying, einen gewaltigen PR-Einsatz und die Nutzung politischer Druckmittel erfordern – aber auch einen massiven Aussendienst-Einsatz, wie dies üblicherweise die grossen Player aus der Domäne der Pharma-Industrie und die weltweit tätigen Hersteller medizinischer Geräte tun. Dies würde nicht nur die Möglichkeiten der Arbeitsgemeinschaft und ihrer Mitwirkenden restlos überfordern, sondern es würde auch die Seriosität des Anliegens beschädigen und ausserdem die Systeme und Methoden massiv verteuern. **Dieses systemimmanente Vorgehen verbietet sich aber auch deshalb, weil es nicht tunlich erscheint, einen Systemwandel mit den gleichen konventionellen Mitteln anzugehen, deren sich die ganze Branche bedient.**

Mehr Erfolg verspricht demgegenüber der Weg über den Kreis der Betroffenen, die sowohl als Prämienzahler wie auch als Patienten wenig Aussichten haben, in den Genuss einer leistungsfähigen und zugleich bezahlbaren medizinischen Versorgung zu gelangen. Dies, weil aus den bereits genannten Gründen **die Weichen im Gesundheitswesen so gestellt sind, dass praktisch die einzige Konstante die stete und den Landesindex der Konsumentenpreise in den Schatten stellende Verteuerung der Leistungen und Prämien ist.** Hier sind durch Aufklärungsarbeit und die Konkretisierung neuer Angebote die Voraussetzungen dafür zu schaffen, dass sich im Gesundheitsmarkt neue Methoden und Systeme, die sowohl zur Effizienzsteigerung wie auch zur Kostenreduktion beizutragen vermögen, auf dem Markt gelangen und sich dort durchsetzen können.

Die Forderung nach mehr medizinischer Effizienz muss von den Patienten her kommen!

Dabei muss jedoch in Kauf genommen werden, dass sich die neuen Methoden zunächst an Selbstzahler richten. An **Leute also, welchen die Erhaltung oder die Wiederherstellung ihrer Gesundheit wichtiger ist als die Aussicht, dass ihnen die Krankenkasse das Kranksein finanziert** – und auch das erst nach Abzug der Franchise und des Selbstbehalts wohlverstanden. (Dieser Gedanke mag a prima vista ziemlich abwegig erscheinen. In der gelebten Praxis hat man jedoch Ursache, sich zu wundern, wie viele Leute effektiv so denken.)

Es werden zunächst also Gesunde wie auch Patienten – und allenfalls deren Angehörige – sein, die sich die effizientere medizinische Versorgung auf eigene Kosten leisten wollen – wobei diese in der Regel erst noch erheblich kostengünstiger sein dürfte als die konventionellen Varianten. Tatsächlich könnte es selbst aus rein ökonomischer Sicht in manchen Fällen **darauf hinauslaufen, dass der Selbstzahler mit der effizienteren komplementären Medizin günstiger fährt, als wenn er für sein Leiden den konventionellen Weg mit der Krankenkasse wählt.**

Die neuen Methoden und Behandlungskonzepte aus der Ecke der komplementären Medizin können sich insbesondere dann als deutlich günstiger erweisen, wenn die Effizienz in die Vergleichsrechnung mit einbezogen wird. Denn in den letzten Jahren haben die kybernetische und die komplementäre, aber auch die orthomolekulare Medizin grosse Fortschritte gemacht und eine Effizienz erreicht, die absoluten Respekt erheischt. Doch leider sind die wenigsten dieser erfolgversprechenden neuen Systeme, Verfahren und Methoden bis in die Fachwelt – die sich ohnehin dagegen zur Wehr setzt – und bis ins Publikum vorgestossen. Umso wichtiger, dass hier jemand die Initiative ergreift.

Eine neue Betrachtungsweise drängt sich in diesem Zusammenhang auch für die Krankenkassen auf. Auch hier müsste auf eine Alternative hingearbeitet werden in dem Sinne, dass neue Heilmethoden und neue Formen des therapeutischen Supports, die sich in der empirischen Begleitung als erfolgreich erwiesen haben, finanziert werden können, ohne dass sie zunächst dem langen Spiessrutenlauf durch die Prüf- und Registrierungsinstanzen absolviert haben. **Neu zu institutionalisieren sind in diesem Zusammenhang auch Lösungen, die die ein umsichtiges und gesundheitsbewusstes Verhalten der potenziellen Leistungsempfänger honorieren und entsprechende Anreize vermitteln.** Auch da müssen neue Wege möglich sein und beschritten werden.

Unsere Arbeitsgemeinschaft wird sich jedenfalls aktiv dafür einsetzen, dass medizinische und komplementärmedizinische Präventions- und Behandlungsformen, die konkrete Nachweise für ihre Wirksamkeit erbracht haben, jenen zur Kenntnis gebracht werden, die daraus Nutzen ziehen können. Und zugleich werden wir Lösungen für Patientenorganisationen prüfen, die die ideelle und finanzielle Unterstützung neuer präventiver und therapeutischer Wege ermöglichen und Anreize für ein gesundheitsbewusstes Verhalten bieten. **Eine davon ist die Konstituierung einer komplementären Krankenkasse, die ein gesundheitsbewusstes Verhalten ihrer Mltglieder honoriert und es diesen gestattet, sich ein persönliches Vorsorgekapital oder -guthaben zu bilden.**

Zum Verfasser

Beat René Roggen entstammt einer Familie, in welcher die Berufsbilder der Apotheker auf der einen und der Hoteliers auf der anderen Seite auffällig stark vertreten sind. Es dürfte deshalb kein Zufall sein, dass er sich nach seiner Ausbildung zum Journalisten besonders häufig mit Fragen der Gesundheit, der Präventivmedizin und der Ernährung auseinander setzte.

In seiner Eigenschaft als Fachjournalist und PR-Fachmann bearbeitete er diese Themenbereiche während vieler Jahre im Auftrag von Institutionen und Unternehmen der Vorsorge, der präventiven und therapeutischen Medizin, der pharmazeutischen Industrie sowie der Nahrungs- und der Nahrungsergänzungsmittelbranche.

Dabei engagierte er sich stets für die Aspekte der Prophylaxe wie auch für eine Gesundheitspolitik, die auf eine bessere Information der Konsumenten und Patienten abstellt und sich jeder Bevormundung mündiger Bürger enthält. "Ein informierter Patient ist auch ein ökonomischer Patient", schreibt er im Vorwort zu seinem 2002 erschienenen Werk "Nahrungsergänzungsmittel – Mode-Erscheinung oder Weg zu besserer Gesundheit und längerem Leben?"

Nach seiner Überzeugung führt der Weg aus dem Schlamassel, in das sich unsere Gesundheitspolitik in den letzten Jahren immer weiter manövriert hat, denn auch einzig über die wachsende Selbstkompetenz der Patienten. Und nicht über eine stets lückenlosere und teurere Gesundheitsbürokratie und eine Gesundheitspolitik, die sich in immer gehässigeren Schuldzuweisungen und immer hilfloseren Sparappellen an Ärzte, Apotheker, Pharmabranche und Spitalverwaltungen ergeht.

Sein Interesse für Fragen der Gesundheitsvorsorge hat ihn unter anderem dazu bewogen, sich eingehend mit der Situation in den USA zu beschäftigen, wo 1994 durch die Freigabe der meisten Nahrungsergänzungsmittel und Phytoprodukte im Rahmen der vom Amerikanischen Kongress beschlossenen "Dietary Supplement Health and Education Act" ein neues Kapitel der Gesundheitserziehung, der Prävention sowie der Konsumenten- und der Patienten-Autonomie aufgeschlagen wurde.

Es war für Beat René Roggen eine prägende Erfahrung, feststellen zu müssen, dass europäische Gesundheitsbehörden auf den amerikanischen Liberalisierungsschritt mit Unverständnis und teilweise gar mit Aggressivität reagierten, ohne auch nur einen Gedanken an die möglichen Gründe und Motive zu verschwenden, die den amerikanischen Kongress zu diesem Schritt bewogen haben mochten. Und es enttäuschte ihn sehr, dass der Argwohn gegen diese Entwicklung zu höherer Patienten-Selbstbestimmung ausgerechnet in Deutschland, Österreich und der Schweiz am grössten war – Ländern mithin, die sich einiges auf ihr demokratisches Grundverständnis einbilden. Hier liegt denn auch das Grundmotiv des Autors zu seinen jüngsten journalistischen Engagements zugunsten einer Neuausrichtung des Gesundheitswesens und der Gesundheitsvorsorge im Dienste mündiger Bürger und Patienten.

Im vorliegenden Werk geht er auf die Frage der Regeneration ein, die den eigentlichen Schlüssel für die Erreichung eines hohen Alters in guter Gesundheit bildet: Wenn sich der menschliche Organismus nicht im Tag/Nacht-Rhythmus regenerieren kann, so unterwirft er sich einem frühzeitigen Verschleiss und wird anfällig für Krankheiten aller Art. Und umgekehrt sind im Krankheitsfall auch Therapie und Rekonvaleszenz von der Fähigkeit zur Regeneration abhängig, wenn sie raschen Erfolg bringen sollen.

Denn aus anthropologischer Sicht wird der Mensch heute dank medizinischer Versorgung, Hygiene und anderen zivilisatorischen Errungenschaften bedeutend älter, als ihm dies von der Natur aus vorgegeben ist. Do ob er von dieser Option Gebrauch machen kann, ist wiederum eine Frage der Regenerationsfähigkeit. Vergleichbar etwa mit einem Computersystem, welches sich neu kalibriert, wenn es ordnungsgemäss heruntergefahren wird.

Zwei Beispiele belegen dies auf eindrückliche Weise: Der Parasympathikus des vegetativen Nervensystems erfüllt im menschlichen Körper die Funktionen des Stress-Abbaus und der Steuerung der regenerativen Prozesse. Wird er in den dafür vorgesehenen Ruhestunden der Nacht durch elektromagnetische Einflüsse indirekt gestört, so bleiben die regenerativen Prozesse zumindest teilweise auf der Strecke – mit der Folge einer höheren Krankheitsanfälligkeit des Organismus. Hier ist denn auch eine adäquate Hilfestellung durch die Elimination der elektromagnetischen Störquellen angezeigt, wenn die Risiken einer persistierenden und pathogenen Stress-Symptomatik ausgeschlossen werden sollen.

Ähnliches geschieht mit der menschlichen Wirbelsäule, die allein schon durch den aufrechten Gang des Individuums grossen Belastungen ausgesetzt ist. Durch Überbeanspruchungen auf der einen Seite und durch

Fehlhaltungen und die Erschlaffung der Rückenmuskulatur als Folge der mehrheitlich sitzend ausgeübten Tätigkeiten sackt das Rückgrat gleichsam nach und nach in sich zusammen und drücken die Wirbel immer stärker auf die Bandscheiben. Auch hier kann durch die alte und teilweise in Vergessenheit geratene Methode der Traktion periodisch eine regenerative Hilfestellung angeboten werden, durch die Rückeschmerzen, Sekundärleiden und riskante Operationen vermieden werden können.

Gegensteuer vermag hier und in zahlreichen weiteren Fällen die neue Disziplin der regenerativen Medizin zu bieten, deren Mittel und Ansätze sich vorwiegend im Bereich der komplementären und der therapieunterstützenden Methodik bewegen. Hier – und nicht in weitgehend nutzlosen ökonomischen Alibiübungen – beginnt nach Überzeugung des Autors der reformatorische Weg in ein effizientes und finanziell verkraftbaren Gesundheitswesens.

Informationsquellen

Die in diesem Buch vorgestellten innovativen Konzepte, Systeme und Methoden sind nach Überzeugung des Autors und der Arbeitsgemeinschaft Innovationscontainer geeignet, das festgefahrene und stets teurer werdende Gesundheitswesen einer gründlichen Reform an Haupt und Gliedern zu unterziehen. Als wichtigste Massnahme soll dabei der bislang erfolgreichen, aber **an ihre Grenzen stossenden Schulmedizin eine Präventiv- und Komplementärmedizin zur Seite gestellt werden**, die ihrerseits die Einführung einer ganzen Reihe neuer und effizienter sozialmedizinischer Ansätze ermöglichen wird.

So insbesondere Massnahmen und Technologien im Bereich der Frühdiagnose, der **wirksamen Bekämpfung von epidemisch wirksam gewordenen Stressquellen**, der regenerativen Prozesse in den Bereichen der Wirbelsäule, des Metabolismus, der Fehlhaltungen und Fehlernährungen und **vor allem auch der Strategien gegen die Chronifizierung von Leiden aller Art.** Entsprechende Systeme und Methoden sind teils sofort realisierbar, teils auf konzeptueller und technischer Ebene erprobt und nach entsprechenden Zulassungen kurz- oder mittelfristig disponibel.

Personen, die sich über die hier beschriebenen Innovativen Konzepte, Modelle und Systeme näher informieren wollen und allenfalls auch bereit sind Reformen im skizzierten Sinne zu unterstützen, erhalten weitere Informationen unter www.innovationscontainer.com. Hier werden **auch in periodischen Abständen Updates über die verschiedenen Engagements der Arbeitsgemeinschaft Innovationscontainer** und der in ihrem erweiterten Netzwerk tätigen Teams aus den Bereichen der Gesundheit, der Energiewirtschaft, der

Fachbereiche Umwelt und Klima sowie der Sicherheit und des Service Public publiziert.

Alle Anfragen werden vertraulich behandelt; die Adressen und personenbezogenen Daten werden nicht an Dritte weitergegeben. Umgekehrt sind Informationen, die Interessenten von der Arbeitsgemeinschaft Innovationscontainer oder von Stellen aus ihrem erweiterten Netzwerk erhalten, nicht als verbindlich zu betrachten; es ist allein deren Ermessen überlassen, ob und wie sie davon Gebrauch machen wollen.

Mit der vorliegenden Publikation verfolgen der Autor und die Arbeitsgemeinschaft Innovationscontainer **das Ziel, der im Karrenfeld unterschiedlicher Interessen stecken gebliebenen Gesundheitspolitik neue Impulse zu verleihen,** der sich im Kreis bewegenden parlamentarischen und öffentlichen Diskussion über die einzuschlagenden Wege neue Themen zu liefern und zugleich den zahlreichen neuen Ansätzen im Bereich der Präventiv-, Komplementär- und Sozialmedizin den Weg in die Öffentlichkeit zu ebnen.